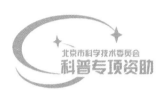

北京市科学技术委员会
科普专项资助

俪英论健

——职业女性健康常识篇

俞文兰　孙承业　唐仕川◎主　编

邢再玲　叶　研　邹建芳
陈振龙　张恒东　卫婷婷 ◎副主编

北京大学出版社
PEKING UNIVERSITY PRESS　　北京大学医学出版社

图书在版编目(CIP)数据

俪英论健. 职业女性健康常识篇/俞文兰, 孙承业, 唐仕川主编. —北京: 北京大学出版社, 2019.2

ISBN 978-7-301-30214-9

Ⅰ.①俪… Ⅱ.①俞… ②孙… ③唐… Ⅲ.①女性—预防医学—基本知识 Ⅳ.①R1

中国版本图书馆CIP数据核字（2019）第002135号

书　　　名	俪英论健——职业女性健康常识篇
	LI YING LUN JIAN——ZHIYE NÜXING JIANKANG CHANGSHI PIAN
著作责任者	俞文兰　孙承业　唐仕川　主编
责任编辑	李　玥　齐一璇
标准书号	ISBN 978-7-301-30214-9
出版发行	北京大学出版社
地　　　址	北京市海淀区成府路 205 号　100871
网　　　址	http://www.pup.cn　　　新浪微博：@北京大学出版社
电子信箱	zyjy@pup.cn
电　　　话	邮购部 010-62752015　发行部 010-62750672　编辑部 010-62704142
印 刷 者	大厂回族自治县彩虹印刷有限公司
经 销 者	新华书店
	650 毫米 ×980 毫米　16 开本　13.5 印张　173 千字
	2019 年 2 月第 1 版　2019 年 2 月第 1 次印刷
定　　　价	43.00 元

俪英论健——职业女性健康常识篇

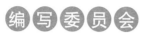

编写委员会

主　编　俞文兰　孙承业　唐仕川
副主编　邢再玲　叶　研　邹建芳　陈振龙　张恒东　卫婷婷
编　委　（按姓氏笔画排序）

于贵新　于常艳　卫婷婷　王　静　王宝华　王姿欢
方四新　叶　研　丛湘庆　邢再玲　刘　宏　刘　静
刘蓉晖　阮艳君　孙承业　李亚娟　李秀婷　吴　洁
邹建芳　应　倩　应　基　宋海燕　张　娟　张丽江
张恒东　陈振龙　陈晓荣　林海艳　季福玲　周　鹏
周兴藩　周坚红　胡　丽　俞文兰　聂云峰　夏　颖
徐　茗　唐仕川　梅良英　寇振霞　黎海红

编　务　于常艳

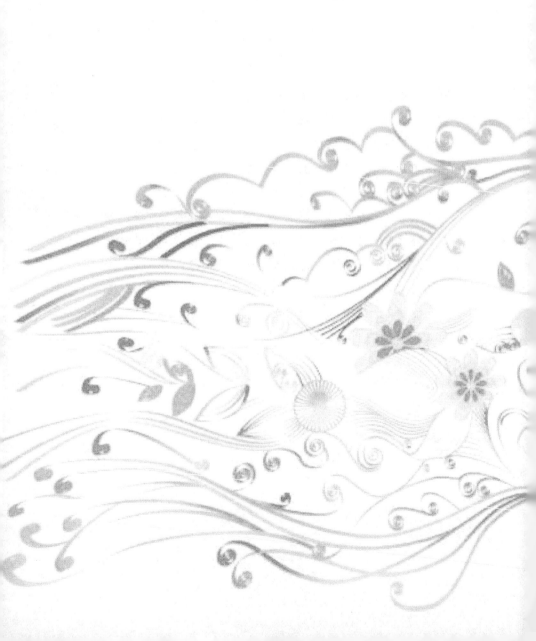

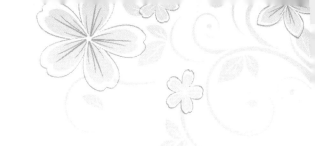

前　言

　　健康是人类全面发展的基础，女性健康水平是衡量一个国家经济社会发展的重要指标。我国现有人口大约为 13.9 亿，女性约有 6.8 亿，约占我国人口比重的 48.9%。女性健康状况可能影响到子孙后代的健康和出生人口的素质，影响到家庭的幸福和睦以及全社会的健康水平，影响到我国从人口大国迈向人力资源强国的进程。

　　职业女性是女性群体中需要特殊关注的群体，她们面临更多的压力与健康风险，以及更多与工作相关的健康问题。随着经济体制改革的不断深入，我国女职工队伍也在不断扩大，2015 年女性就业人数已超过 3.4 亿，占就业总人数的 45%。在劳动密集型行业，大约 70% 的一线岗位由女职工承担，约有 50% 的一线女职工在工作场所接触到有害因素。当今时代，新材料、新工艺、新的生产方式带来的职业危害更加复杂，女职工健康保护面临严峻的挑战。

　　二胎政策放开以后，大批备孕或生育二胎的职业女性不仅面临高龄产妇、长期接触职业（环境、行为）等相关因素带来的生育风险，同时还面临抚养孩子与照顾工作之间的矛盾冲突带来的巨大压力。

　　因此广泛开展科普宣传教育，提高职业女性健康素养，有针对性地保护女性健康是一件迫切而有意义的工作。

　　本书从职业女性的视角，分 6 个方面阐述，涉及职业女性工作和生活的方方面面：工作与健康、心理健康、性与生殖健康、行为与健康、衰老与健康、家庭健康等。这些内容在本书的讲解中，既有基础知识和基本技能，又有生活方式与行为习惯，还有新的理念与观点。每篇文章独立成文，方便读者利用碎片时间随手翻阅。

本书由中华预防医学会职业病专业委员会常委俞文兰研究员和主任委员孙承业研究员、北京市劳动保护科学研究所唐仕川研究员主编，并得到了北京市、江苏省、湖北省疾病预防控制中心，山东省、武汉市职业病防治院等单位的大力支持，在此一并表示衷心的感谢！

编者

2018 年 11 月

俪英论健——职业女性健康常识篇

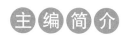

俞文兰 / 研究员

中国疾控中心职业卫生所妇女劳动卫生与生殖健康研究室主任。

兼任：全国总工会女职工委员会副主任，中华预防医学会职业病专业委员会常委，中国职业安全健康协会职业卫生专委会常委，中国健康管理协会健康养老分会常务理事，中华预防医学会农村改水改厕与环境卫生专业委员会委员，中华预防医学会科普专家委员会委员，《保健时报》专家委员会委员，中国心理卫生协会妇女健康与发展专业委员会委员。

孙承业 / 研究员

中国疾控中心职业卫生所副所长，博士生导师。

兼任：第十三届全国政协委员，中华预防医学会职业病专业委员会主任委员，国家突发事件卫生应急专家咨询委员会中毒处置组组长，WHO《国际卫生条例》化学品安全问题专家，国家食品安全风险评估专家委员会委员，国家职业病诊断与鉴定技术指导委员会委员，国家处置化学恐怖袭击事件专家咨询组成员，国家环境应急专家组专家，最高人民法院环境资源审判咨询专家，公安部灭火救援专家组专家。

唐仕川 / 研究员

北京市劳动保护科学研究所职业安全健康北京市重点实验室主任。

兼任：北京市职业病防治联合会副会长，中国职业健康协会职业卫生技术服务分会副主任委员，中国职业健康协会化工职业健康专业委员会副主任委员，第五届国家安全生产专家组成员，国家职业卫生专家库专家，中安绿创职业卫生建设工程设计研究院第一副院长，北京大学公共卫生学院兼职教授，华北科技学院硕士研究生导师，《中国安全生产科学技术》第三届编委会委员。

目　录

要工作，也要健康。

健康是女性发展的基础。一个身心健康的女性不仅对自己有益，而且对家庭、工作单位和社会都具有积极意义，所以维护健康是我们的一项社会责任。

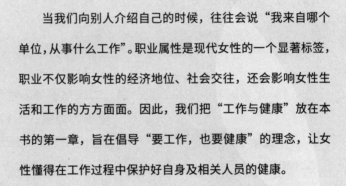

第一章　工作与健康

当我们向别人介绍自己的时候，往往会说"我来自哪个单位，从事什么工作"。职业属性是现代女性的一个显著标签，职业不仅影响女性的经济地位、社会交往，还会影响女性生活和工作的方方面面。因此，我们把"工作与健康"放在本书的第一章，旨在倡导"要工作，也要健康"的理念，让女性懂得在工作过程中保护好自身及相关人员的健康。

（一）工作场所的有害因素与生殖健康

由于工作场所某些有害因素的影响，某些行业的女性生殖健康问题比较突出，如不孕、复发性流产、新生儿低出生体重等。

有些物质的生殖毒性早已为人们所熟知，如铅可导致流产、死产和不孕，汞可导致月经紊乱及新生儿畸形，二硫化碳可导致流产，除草剂及杀虫剂可导致内分泌失调，电离辐射可导致胎儿畸形，等等。而对于大多数的生殖危害，如遗传毒性致癌物、噪声、电磁辐射、某些病毒等，人们还不太了解。

1. 已知的常见生殖危害因素

（1）化学因素，如铅、汞、镉、二硫化碳等，常见于电池制造、电子、焊接、涂料、制鞋等行业。

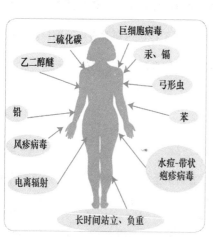

（2）物理因素，如电离辐射、噪声、振动等，常见于医护、纺织、焊接和切割工艺等行业。

（3）生物因素，如风疹、疱疹病毒等，常见于医护人员、医学科学研究人员、应急救援人员等。

（4）人类工效学因素，如久坐或久站、负重、单调重复作业等，常见于劳动密集型行业一线工人，还常见于办公室白领、IT 行业人员等。

（5）现代高新科技带来的其他危害，如基因技术、纳米技术等。

2. 有害因素对生殖健康的损害是复杂多样的

（1）在同一职业人群中，同样的有害因素不一定对每一位女职工（包括孕妇等）造成同样的生殖危害，因为个体对有害因素的敏感性存在一定的差异。

（2）有害因素是否会导致生殖危害及导致什么样的生殖健康损害，主要取决于有害因素的种类、接触量、接触时间等。

（3）一种生殖危害因素可能导致多种健康损害。

（4）在怀孕过程的不同阶段接触有害因素可能产生不同的效应，如怀孕后的前 3 个月暴露于有害环境中，可导致新生儿出生缺陷或流产；在怀孕的后 6 个月，主要是减慢胎儿的生长发育，影响大脑发育，或者导致胎儿早产。

（二）职业危害可导致哪些生殖健康问题

职业性有害因素主要通过呼吸吸入、皮肤接触和饮食摄入，造成健康损害。对女职工生殖健康及其子代健康造成损害的程度，取决于有害物质的种类、接触剂量、接触时间、接触方式等。

1. 月经异常

月经是女性生殖机能健康与否的基本反映。许多职业性有害因素可影响性腺轴间的激素反馈调节，引起卵巢功能失调，对月经造成影响，表现为经量过多、经期延长、周期延长、痛经、闭经等。

常见的有毒化学物质有铅及其化合物、汞、锰、铬、苯、甲苯、二硫化碳、三氯甲烷、汽油、二甲基甲酰胺，常用农药如有机氯化合物及有机磷化合物农药，高分子化合物中的己内酰胺、丙烯腈、苯乙烯以及三硝基甲苯、甲醛等，可导致月经异常；噪声、振动、电离辐射、高温和低温、职业紧张及心理问题等对月经也可产生一定的影响。

2. 自然流产

生殖危害因素可通过如下方式导致流产：破坏卵子的遗传物质，导致胚胎早期发育阶段不能存活；阻止受精卵在子宫着床；直接影响发育中的胚胎或胎儿，造成严重的中毒后果。

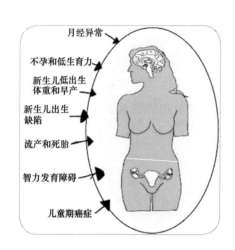

月经异常

不孕和低生育力

新生儿低出生
体重和早产

新生儿出生
缺陷

流产和死胎

智力发育障碍

儿童期癌症

与自然流产相关的有害因素，包括铅、麻醉剂气体、癌症化疗药物、环氧乙烷、一氧化二氮、甲醛、砷、有机溶剂等。影响流产的还有许多工作以外的因素，如产妇高龄、吸烟、感染和妇科疾病等。

3. 不孕

不孕是指一对夫妇在未采取任何避孕措施的情况下，有正常性生活而在一年内没有成功受孕。

影响不孕的因素很复杂，包括性病史、盆腔感染、过度减肥或过度肥胖、甲状腺和其他内分泌疾病、高龄产妇，以及与工作相关的因素，如接触生殖毒性化学物、长期的职业压力和超负荷工作等。职业性有害因素可通过影响排卵、月经或性激素水平等致女性不孕。

4. 死产

死产是指胎儿出生时已死亡，胎儿的死亡发生在孕晚期或出生时。

发生死产的原因可能是母体因素、胎儿因素或子宫因素，伤害、疾病、感染或灾难性事件，与死产相关的职业性有害因素，包括导致出生缺陷的生物和化学因素，以及由突发性事件或过重体力劳动引起的外伤等。

5. 新生儿出生缺陷

出生缺陷是指出生时就存在的生理性异常或畸形，或在出生一段时间之后发现的生理性异常。如果孕期的工作和生活暴露于有内分泌干扰物的环境中，则可能导致新生儿出生缺陷，称为致畸，尤其是孕早期的胎儿器官和四肢形成期。

与出生缺陷有关的职业因素，包括二噁英、多氯联苯、癌症化疗药物、麻醉剂气体、二硫化碳、铅、汞等，医务人员、接触动物的工作人员还可能接触传染性病原体，如巨细胞病毒、风疹病毒和弓形虫等。

与出生缺陷有关的其他危险因素包括母体营养不良、产妇高龄、糖尿病、镰状细胞贫血、某些药物、某些感染如风疹病毒和弓形虫感染等。

6. 新生儿低出生体重和早产

某些有害因素虽然不会造成胚胎生理缺陷或死亡，但可能延缓胎儿的生长发育，造成新生儿低出生体重等情况。极低体重的新生儿1岁内患病或死亡的风险会增加。

与低出生体重和早产相关的工作因素主要有孕期暴露于一氧化碳、多氯联苯、铅和二氯甲烷等的环境中，或从事重体力劳动（如重复提举重物、弯腰、攀爬等）对胚胎或胎儿的生长和出生体重有不良影响的因素还有母亲的健康问题，如血压异常、营养不良，以及吸烟、饮酒等不良行为习惯。

7. 儿童期癌症

经胎盘致癌物质可通过胎盘影响胎儿健康，使子代在儿童期或青年期患上癌症。父母在工作环境中接触重金属、有机溶剂、涂料、农药、除草剂等有害因素，可使其子代在儿童期患上癌症的风险增高，如电离辐射、己烯雌酚等。

8. 子代智力发育障碍

影响子代智力发育的一般因素包括营养、遗传、生活环境以及孩子与父母的互动情况等。孕妇暴露于有害物质，可能会影响到其子代的智力发育和行为，如使子代出现多动症、注意力不集中、学习能力差等情况，严重的可能导致智力低下。孕妇滥用药物、毒品等，也会造成其子代智力发育障碍。这类"神经行为缺陷"可能伴随生理缺陷，其中一些缺陷可能是暂时的，而有些则是永久的（如精神发育迟缓）。

9. 对新生儿的影响

某些有毒物质可通过母乳和被污染的衣物传递给孩子。乳汁成为乳儿暴露于有毒物质的重要来源。有毒物质进入体内会蓄积在脂肪组织中；某些有毒物质可自母乳排出，如铅、汞、钴、氟、溴、碘、苯、甲苯、二甲苯、二硫化碳、多氯联苯、尼古丁、有机氯化合物、有机磷化合物、三硝基甲苯等。因此哺乳期妇女禁止接触有毒有害因素。

含有毒物质的母乳可引起乳儿中毒，如引起母源性小儿铅中毒，使乳儿抵抗力下降，易于感染疾病；还可影响乳汁的质量，如苯、氟可使乳汁分泌减少，苯影响乳汁中维生素 C 的含量。接触有机溶剂的女职工，往往乳汁不足，有的乳儿拒乳。

（三）铅的生殖毒性持久而不可逆

20世纪50年代末期，我国专家已注意到铅作业对母婴健康的危害。随着劳动条件的改善，国家出台了一系列禁用铅的政策，工作中的高浓度的铅暴露已很少见，但即使是低水平的铅暴露对母婴健康也存在危害。

1.对月经及生育力的影响

严重的铅暴露可导致女性闭经和不孕。铅作业女职工月经不调的患病率显著高于非铅作业的女职工，主要表现为月经周期延长或紊乱，月经量减少以及痛经。这主要是由于铅可干扰女性的下丘脑-垂体-卵巢轴的神经内分泌功能，影响性激素的分泌和调节所致。

铅作业对女职工的妊娠结局或妊娠合并症有影响，使其自然流产率及早产率显著增高，妊娠高血压综合征发病率也增高。

2.对胎儿生长发育的影响

铅可经胎盘和乳汁传递给子代。母体血铅、脐血铅及乳汁铅的含量直接影响胎婴儿的发育和健康。孕期血铅含量高的人群，子代先天异常发生率较高。孕妇在产前的胚胎期或胎儿期大剂量的铅暴露可引起流产、死胎、畸胎、低体重儿的发生。

铅可通过血脑屏障进入脑组织内，干扰各类脑细胞的发育，从而影响脑功能。胎儿期的铅暴露可影响婴幼儿的神经行为发育和智力发育，智力发育指数（metal development index，MDI）和心理运动发育指数（psychomotor development index，PDI）与脐血铅水平呈负相关。想进一步了解铅的毒性可参阅《铅职业健康风险评估》一书。

（四）汞暴露对生殖功能的影响

中国疾病预防控制中心职业卫生与中毒所曾参与处理过1个案

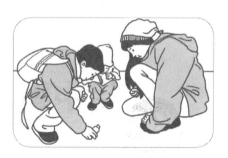

例：几个小孩在废弃的工作矿区玩耍时捡到了1个小瓶子，他们很好奇，于是互相传递着玩，结果先后多人发生汞中毒。原来小瓶子里装的是汞，是多年前工厂废弃时留下的。人们在生活中可能因误服摄入汞，或使用某些含汞的偏方、化妆品、增白剂等而引起急性、亚急性或慢性汞中毒。

金属汞主要以蒸气形态由呼吸道吸入体内，不容易被胃肠道吸收。由于汞的蒸发性很强，汞蒸气又具有脂溶性，可以迅速通过肺泡膜，溶解于血液类脂中并迅速弥散至全身组织。

汞的无机化合物的主要侵入途径是消化道，经呼吸道和皮肤吸收量不大，但汞或汞盐辅以适当的介质，如制成油膏，则可迅速通过皮肤吸收。金属汞及其化合物进入机体后，氧化为二价汞离子而发挥毒性。二价汞盐不易通过胎盘屏障及血脑屏障；而金属汞由于具有高度脂溶性及扩散性，容易透过胎盘屏障造成胎儿汞蓄积，还可透过血脑屏障进入脑组织。

1.对男性生殖功能的影响

接触汞作业，对男职工性功能有不良影响，如使其出现阳痿、性欲低下等症状，其妻子的自然流产、早产等不良妊娠结局也相应增高。工人在汞浓度超标的作业环境下作业，其体内的汞负荷会增加，生殖功能也会受到影响，表现为精液量减少，精液液化时间延长，精子密度减小，单次射精的精子数减少，活精率下降，精子畸形率增高。

2.对女性生殖功能的影响

汞作业对女性月经及生殖内分泌机能有影响，主要表现为月经周期紊乱，经期改变，经量增多或减少，经前期紧张和痛经发生率增高。即使汞的浓度在国家容许浓度范围内，也可出现月经紊乱。汞对内分泌功能的影响，表现为血清促卵泡激素（follicle-stimulating hormone，FSH）和黄体生成素（luteinizing hormone，LH）水平降低，排卵间隔时间延长，生殖内分泌紊乱，绝经期提前。接触高浓度汞可使女性月经异常、流产率、死产和先天缺陷发生率明显增高；长期接触低浓度汞，也可导致女性痛经、月经异常或流产发生率增加。

3.对子代生长发育的影响

汞及其各种化合物可通过血乳屏障分泌至乳汁，从而对子代产生不良影响，严重者可致胎儿窒息。接触汞的女职工的新生儿体重减轻、畸形、婴儿期死亡、儿童期死亡的发生率明显增高；还可出现头晕、头痛、失眠、记忆力差等神经症状和易怒、兴奋、恐惧、噩梦等精神症状。

儿童汞中毒有口腔金属味、牙龈出血、流涎，肌肉震颤，膝、跟踝反射减弱及肢体痛觉减弱或消失等周围神经炎表现。

（五）无机砷可导致胎儿多种畸形

高剂量无机砷化物可损害男性睾丸和附睾，使精子数量减少、活动力下降、精子畸形率增高。育龄期女性接触高剂量砷化物可导致生育力降低和不正常妊娠，孕期接触流产、先天性畸形的发生率明显升高。

无机砷是致畸剂。砷多以无机砷化物的形式存在，可致新生儿露脑畸形、脑积水、眼球外突、泌尿生殖系统畸形和肋骨畸形等多种畸形。

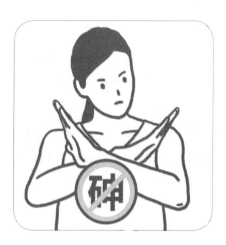

先天性小儿砷中毒，表现为手脚皮肤纹理不清，指甲有小白点或白色横纹，全身皮肤色素沉着，可有剥脱性皮炎。

砷能通过胎盘进入胎儿体内，严重者可致胎儿死亡。砷还可通过乳汁排出，母亲砷中毒后，婴儿吃母乳也可引发中毒；哺育期女性服用含砷的药物后，其乳汁中可发现砷。

（六）重体力劳动对女性健康的影响

由于女性身体结构与男性存在差异，同样的重体力劳动对于女性身体的影响要大于男性，两性之间从事体力劳动时身体反应的差异要比从事脑力劳动时大得多。因此，作为企业管理人员，在工作分配时应该充分考虑女性的生理特点，保护女职工的健康。

在日常生活中，不乏听到女性说腰酸背疼、浑身乏力，但很多从事重体力劳动的女性并没有意识到性别差异带来的健康影响。当从事同等强度的体力劳动时，女性机体的负担往往大于男性，对重体力劳动的适应能力也不如男性。除了生理结构的不同，在从事体力劳动时的人体需氧量也不同，女性吸入氧气和血液输送氧气的能力低于男性，所以在同等工作强度下，女性每分钟心跳、呼吸次数多于男性以输送更多的氧气来弥补身体的需要。

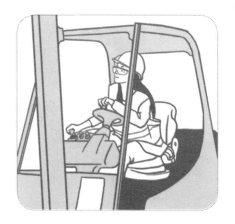

因此，从事重体力劳动的女性，要尽量减少搬运重物，不得已的情况下也尽量做到不超过 20kg，可以采用工具协助。如果女性长期从事重体力劳动且不加注意，则容易出现盆腔充血，导致月经不调，还有可能出现子宫下垂，影响其生育功能，已怀孕的女性更要谨慎，要注意避免流产。从事重体力劳动的女性在减少身体负重的同时，还要补充营养，因为体力劳动需要靠肌肉、骨骼的活动，体内消耗的能量增多。很多人觉得只有吃大量米饭、馒头等主食才能补充能量，但是仅仅吃这些还是不够的，饮食时还是需要注意粗细搭配，食物种类多样，以提高食欲，满足自身对热量的需求。同时，要增加蛋白质的摄入，多吃蔬菜水果，补充维生素和无机盐。每日三餐要合理进食，不要饱一顿、饿一顿，要注意规律饮食。

（七）工作和家庭的矛盾冲突可致病

随着竞争机制的引入，家庭和工作单位对职业女性的要求越来越高。在时间与精力有限的情况下，现代女性体验到了极大的工作和家庭压力。社会成就需求和家庭责任需求同时强化，使职业女性陷入职

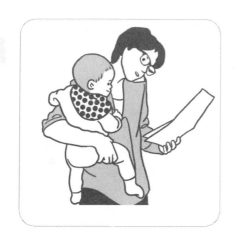

业和家庭双重角色的冲突中，对心理产生极大的影响。

女性的心理问题发生率高于男性，并且在女性人群中，职业女性比非职业女性更容易产生心理疾病。压力引起的心理反应有：焦虑、紧张、烦躁、易怒、担忧、情绪低落、抑郁、孤独、失落感、注意力分散、记忆力下降、阅读困难、创造力和学习理解能力下降、自信心不足、悲观失望、厌烦、工作有不满情绪、对外界事物缺乏兴趣等。压力可以影响女性的生育健康，比如导致月经异常、功能性子宫出血和经前期紧张综合征。

（八）职业紧张与女性乳腺增生

乳腺增生是现代女性不能忽视的健康问题，而职业紧张是影响女性乳腺增生发生发展的重要因素。生活节奏加快和激烈的竞争给现代女性带来了巨大压力，职场环境对女性的要求日渐提高，要求职场女性既要有良好的工作能力，又要平衡好家庭与工作的关系。职场女性又大多具有较强的事业心和强烈的竞争意识，在工作的同时，还要不断地学习，提高自身的业务素质，从而加重了工作紧张度。这种高负荷状态可影响

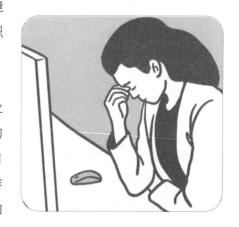

到情绪的稳定，导致女性内分泌紊乱而致病。加之现代社会复杂的人际关系，现代企业快节奏、高效率的工作观念，不仅影响女性的生活，许多疾病也随之而至。

乳腺增生是一种"良性乳腺结构不良"，是乳腺导管和小叶系统的退行性病变及进行性结缔组织的生长，是由内分泌紊乱引起的一种非炎症、非肿瘤性疾病。乳腺增生多发于30～50岁年龄段的女性，以乳房不同部位出现柔软、活动、边界清楚、伴有压痛的单发或多发性肿块或结节，乳房周期性疼痛为主要表现。有些患者还可出现乳头溢液、月经失调、情志改变等。月经前劳累或情绪波动较大时，肿块或结节增大，疼痛更明显。其中单纯性乳腺增生常可自行消退，无须治疗，而囊性增生可癌变，需要积极处理。

长期不良的生活习惯、饮食习惯和过大的心理压力可导致女性内分泌紊乱，雌激素分泌过多而黄体酮过少，从而导致乳腺增生。

要改善女性的乳腺增生，用人单位需要改善工作条件和劳动组织，给她们更多的理解和支持。有条件的单位可以建立心理咨询室，定期对职业女性进行心理辅导，提高其应对各种心理应激的能力。职业女性要保持良好的生活方式，调适自己的紧张心理；合理搭配饮食，尽可能减少高脂肪、高热量食物的摄入；注意劳逸结合，张弛有度，保持心情愉快，建立良好的情绪发泄的方式；保证足够的睡眠时间，以降低乳腺增生的发生。同时职业女性还要不断提高自我保健意识和技能，定期参加健康体检，做到相关疾病提早发现，及时治疗。

（九）加班工作与慢性疲劳综合征

长时间、高负荷工作会对精神生理功能和健康产生影响，如使血

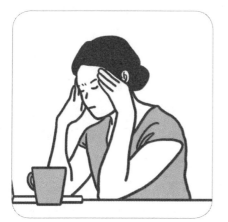

压、心率和应激激素的分泌等方面产生问题，同时相应器官的恢复时间减少，导致应激失调，引发多种健康问题。

如果人们长期处于应激状态，得不到及时休息和恢复，则可引起重要功能的调节异常，表现出身体和精神症状或疾病，如抑郁症、慢性疲劳综合征、倦怠、睡眠问题、疼痛综合征、感染和消化道疾病（溃疡、肠易激综合征等）。

长期超时工作和加班还可能改变健康相关行为，如运动时间减少，经常食用高脂高糖的快餐，抽烟、饮酒等不良行为增加。此外，还有些人为了放松精神，减少压抑感，宣泄情绪采取喝酒、滥用药物等行为。

不过，长时间工作对健康的影响存在个体和性别差异，比如某些高负荷工作的员工健康状况良好，某些个体却出现了严重的健康问题。女性每周额外的工作时间超过 10 小时，跟正常女性相比会显著增加心脏病致死的风险；而在相同的情况下，男性的风险相对较小。

这种明显差异可能是因为女性除了工作超时之外，还要承担比男性更多的家庭责任，使得休息和恢复的时间较少；另外一个原因是男性和女性在工作生涯中有不同的定位，男性在决定是否要加班、什么时候加班方面更有自主权。

长时间工作与健康问题高度相关，常见的健康问题是持续疲倦、肌肉紧张和睡眠障碍，社会生活和人际关系受到长时间工作的负面影响。

长时间工作使得睡眠缩短的风险增加 3 倍以上，使得入睡困难风险增加 7 倍以上，长时间工作是睡眠障碍的显著危险因素。

长时间工作引起的倦怠和疲劳也会增加事故风险。

所以，长时间加班的女性更要懂得保护自己的健康，尽量减少连续加班，如果因工作需要必须加班，也要适当安排工间休息，如做做工间操，或小睡片刻等，不要让自己一直疲劳下去。

（十）轮班作业与人体生物节律紊乱

长期轮班作业可以引起不同程度的睡眠问题和心理健康问题。

1. 什么是轮班作业

轮班作业是指工作时间安排不同于标准日间工作时间的作业制度。轮班作业体制的特点可在几个维度上不断发生变化，包括轮班的频率和时间长度、夜班安排、班次轮换的方向和速度、一轮班次的长度、每班的开始和结束时间以及休息日的数量和安排等。

如护理人员、纺织女工、计件付酬的制造业女工长期在非常规工作时间工作，更易遭遇身心疾病的风险，其风险源自生理机能、睡眠和家庭生活的紊乱所致的生理和心理的压力。如果每周工作时间过长，这种风险会进一步加剧，给女性健康带来严重影响。

2. 轮班作业有哪些危害

长期轮班作业会带来昼夜节律和生物钟的变化。人类对环境事件的预期主要表现为 24 小时的昼夜节律。昼夜节律被内在的生物钟所控制，表现为人体与睡眠−觉醒周期相一致的体温节律和尿液等的变化。人类的"昼夜系统"由两个潜在生物钟组成：一个是不受外界影响的内在生物钟，控制体温的昼夜节律、尿钾与血浆皮质醇；另一个是易受外界影响的外源性生物钟，调节人体在睡眠−觉醒周期中血浆

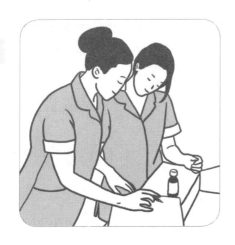

生长激素和尿钙的变化。

某些昼夜节律主要受内在生物钟支配，而更多的生物节律受外在因素的影响。

所有的昼夜节律相对于其他生理节律来说具有固定的相关关系，如体液中皮质醇水平在清晨8点左右（睡醒后半小时）达到最高值，尿液中的肾上腺素含量大约在正午达到最大值，而体温则在晚8点达到峰值。与之相类似，其他所有昼夜节律都在某一特定时间达到最大值，使得人体在夜间入睡而在早上醒来。

偶尔晚睡可能影响那些受较弱过程控制的生理节律，不太可能造成强烈的生理变化。但是长期的轮班（夜间工作）可以引起昼夜节律失调，导致睡眠质量下降和睡眠时间减少，从而引发严重的疾病。

（1）睡眠缺乏和疲劳：短期的睡眠缺乏可以引起疲劳感增加、嗜睡等，如果睡眠长期得不到改善，可能导致严重的健康问题。

（2）事故和伤害高发：长期轮班作业和夜间工作所致的生理机能紊乱，使得夜间工作者在工作中出现严重错误和伤害的概率增加。夜班时发生事故和伤害通常比白班时多而且严重；相对于日间作业，夜间工作者在开车回家时更容易发生交通事故。睡眠剥夺、疲劳、昼夜节律失调是多数事故发生的主要原因。

（3）心理-情绪失调：轮班作业通常伴有心理和情绪上的抵触或不愉快，这也是轮班作业人员容易流失的基本原因。

（4）肠胃失调：不规律的工作时间易导致作业人员不良的饮食习惯，同时也会使其面对更多选用不健康食品的机会，昼夜节律的打乱和睡眠不足也是其胃肠失调的重要因素。

（5）心血管疾病：轮班作业与心血管疾病之间存在某种关系，

使得轮班作业人员患心血管疾病的风险增高，这可能与肠胃失调、睡眠失调、压力增加、工作环境差等有关。

（6）女性生殖障碍：轮班作业扰乱了女性的生理周期与生殖功能，如造成月经周期长短和历时不规律、自然流产、怀孕和分娩率偏低等情况。轮班作业还与早产以及新生儿体重偏低有一定的关联。

（十一）孕期护士的职业健康风险

随着现代医学的不断发展，大量化学药物和新技术的应用也不断增加。在我国的护士队伍中，女性占绝大多数，且有一半以上的人处于育龄期。护理工作的特殊性，特别是护士处于孕期这一特殊阶段时，使其所承受的工作压力也越来越大，此外，还要面临巨大的生理、心理变化。因此，关注护士的职业健康，做好职业防护，对于改善孕期护士的身心状况、增加其工作满意度、提高其护理质量有重要作用。

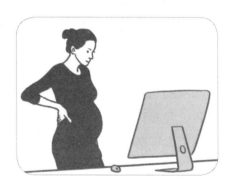

影响护士职业健康的因素主要包括化学因素、生物因素、物理因素、社会心理因素等。

（1）化学因素包括医院常用的化学物品，如含氯消毒剂、甲醛、甲苯、戊二醛、乙醇等，它们可通过挥发性气体或直接接触的方式影响人体的免疫系统、生殖和发育。护士每天接触的药品数量繁多，成分各异，抗癌药物已被证实可影响女性的生殖健康。

（2）生物因素：医院环境病原微生物集中，护士在与病人频繁的接触中容易经呼吸道、消化道等途径受到感染，而病菌可通过胎盘感染胎儿。

（3）医院环境中的物理因素主要有辐射和噪声。随着医学的飞速发展，核和放射性物质在各大医院已普遍应用。管理或防护不当时可对处于此工作环境的人员造成不良后果。核辐射可导致小头症、神经系统发育迟缓、身体发育减慢等。噪声超过 85dB 时，影响胎儿听觉发育；当达 100dB 时，影响子代智力发育。

（4）社会心理因素：工作时间过长、夜间轮班、工作负荷过重、医患纠纷、缺乏家庭与社会支持等社会心理因素是护士工作压力的来源。

孕期护士职业健康危险的防护对策可从以下 4 个方面着手：

（1）加强孕期护士职业健康教育。医院管理部门可以考虑给准备怀孕或正处于怀孕阶段的护士制订一套完善的健康教育计划。

（2）合理安排工作流程、班次，完善工作制度。根据不同孕期调整护士的工作岗位、工作方式及工作班次。对于肿瘤科、手术室、感染科、急诊科等影响孕期健康的高危科室应加强管理，改善工作环境，减少职业健康风险的因素。

（3）建立孕期护士的专家支持系统。由心理科、妇产科、新生儿科、营养科人员组成团队对孕期护士进行相关知识和技能培训，使孕期护士掌握心理健康自评、筛查和心理调节技能。

（4）开展人文关怀与心理疏导。医院管理者应营造一种积极向上的工作环境，创造良好的人际氛围，使孕期护士保持舒畅、愉快的心情。

（十二）工作场所下肢静脉曲张的预防

小王是某商场的售货员，每天的工作时间有 10 多个小时，工作期间基本上都是站立着。有一天她突然发现小腿上有好几条"青筋"，这对于爱美的小王来说是件苦恼的事。

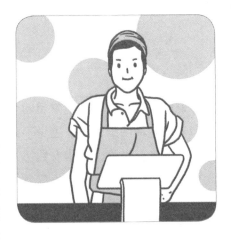

像小王这样的例子有很多。下肢静脉曲张多见于长期站立工作的人，比如教师、护士、商场售货员、交警，以及流水线上长时间站立作业的工人。此外，肥胖、怀孕、便秘等也可能成为其诱发因素。同时静脉曲张的发生与体质和遗传有一定关系，如果父母亲有严重的静脉曲张，那么子女患静脉曲张的机会是普通人的2倍，而女性发生静脉曲张的比例是男性的2倍。

下肢静脉曲张早期可能没有任何症状，只是影响美观，但如果不及时去除诱发因素，下肢静脉曲张会越来越严重，直至出现下肢疼痛、瘙痒、肿胀等症状。所以，当发现下肢静脉曲张时最好及早就医。

下肢静脉曲张的治疗可以分为非手术治疗和手术治疗2类。

下肢静脉曲张早期，症状较轻，可适当抬高患肢，不要久站或者久坐，避免负重等。患者应养成每日适当运动腿部的习惯,如散步、快走、骑脚踏车、跑步等；躺下休息时将腿垫高，膝盖稍曲，从而促进腿部静脉循环。此外，穿弹力袜也可以帮助患者下肢血液回流，减轻症状，弹力袜在医院、药店都可以买到。下肢静脉曲张严重者需进行手术治疗。现在大部分医院可以用激光治疗下肢静脉曲张，但只适用于静脉曲张轻微、不太迂曲的患者。对于病情复杂的患者，就不能采取常规的手术，具体采取何种手术，还需由专科医生来定夺。

（十三）手术室医护人员的常见健康问题

麻醉剂气体是临床上常用的全身麻醉药物，在全身麻醉状态下，患者不清楚周围的情况、感觉不到疼痛、不能运动、不会记得麻醉过程中的情景。世界上每年有数百万患者经历手术，其中大多数接受吸入性麻醉。麻醉剂气体多为挥发性液体或气体，前者如乙醚、氟烷、异氟烷、恩氟烷等，后者如一氧化二氮。

若长期接触小剂量的麻醉剂，可导致机体各系统发生病理性

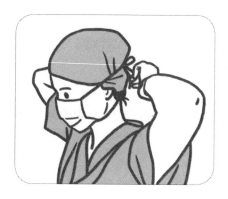

变化。如长期吸入醚类麻醉剂气体可造成肝脏损害，长期吸入一氧化二氮可抑制骨髓造血功能；孕期和哺乳期的医护人员如果长期处于此环境，有引起自发性流产、胎儿畸形等生育风险的可能。

手术室工作人员的自然流产、子代先天性畸形和肿瘤发生率较高，这可能与职业性接触麻醉剂气体有关。若女麻醉医生和麻醉护士在妊娠期间暴露在有麻醉剂气体的环境中，则其新生儿有畸形发生率增高的风险，特别是在怀孕前 3 个月接触麻醉剂气体，自然流产发生率增高。

20 世纪 90 年代以来，手术室医护人员的健康风险在我国得到越来越多的关注和研究，医护人员职业防护制度相继出台，手术室通风换气条件得到明显改善，我国的《女职工禁忌从事的劳动范围》规定，孕期和哺乳期女职工禁忌从事接触麻醉剂气体的作业。

（十四）化学实验室女员工的职业防护

随着社会的发展，各行各业都有女性从业者的身影。20世纪以来，女性从业人数在科学领域中所占的比例明显升高，尤其在强调经验、技巧、直觉的化学实验室工作岗位，女性从业者凭借勤奋、有韧劲、善于沟通合作、认真仔细的工作态度等职业优势，高效地完成了化学实验工作。

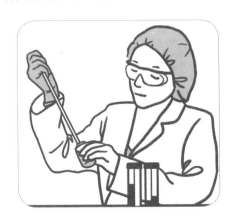

化学实验室女员工职业防护应该做些什么呢？

化学实验室工作人员会频繁接触各种化学物，如铅、汞、镉等重金属及其化合物，苯、正己烷、二硫化碳等有机溶剂。尤其是女性职工，如果防护不当，可对生殖功能及其子代健康产生严重影响，比如会造成经期紊乱、经血量过多或者过少、月经间歇期出血、妊娠高血压综合征、生育力下降、自然流产、新生儿低体重和先天畸形、胎儿死亡或出生后婴儿器官发育异常等功能性发育障碍。

《女职工劳动保护特别规定》中明确规定，女职工在孕期禁忌从事接触超过国家职业卫生标准浓度的铅及其化合物、汞及其化合物、苯、镉、铍、砷、氰化物、氮氧化物、一氧化碳、二硫化碳、氯、己内酰胺、氯丁二烯、氯乙烯、环氧乙烷、苯胺、甲醛等有毒物质的劳动。其中，接触重金属铅及其化合物和有机物苯可导致胎儿发育迟缓，出现新生儿低出生体重，胎儿围产期死亡、流产及畸形。孕期接触苯还可能增加胎儿日后患白血病的风险。同时国际上公认重金属铅及其化合物、汞及其化合物、苯系物、甲醇、二硫化碳等物质为高致畸性物质，孕期接触这些物质，极可能引起子代先天缺陷，如心脏系统疾病、心血管畸形、大脑中枢系统发育不良，还有可能导致唇裂。

而在哺乳期除了孕期禁忌从事的作业环境外，还要禁忌从事接触超过国家职业卫生标准浓度的锰、氟、溴、甲醇、有机磷化合物、有机氯化合物等有毒物质的劳动。这些物质可以通过女性皮肤和母乳侵入到新生儿体内，间接引起中毒。

因此，化学实验室应配备实验服、防护眼镜，根据进行不同化学实验配备相应的防护手套（防酸、防有机化合物等类型）和口罩（防酸、防有机化合物、防粉尘等类型），配备专业的急救药箱（带有防酸碱灼伤等药物），个别危害性高的实验室还应配备防毒面具、手套箱、防护服等特殊设备。

同时，化学实验室应该安装洗眼器、仪器排风设施、通风操作橱、通风药品柜、紧急喷淋装置、危险气体报警装置，还有要在醒目位置张贴安全标识。

此外，化学实验室还应该建立健康体检制度。女职工应每年进行一次体检，除常规体检项目外，可根据工作情况适时开展职业健康体检，建立健康档案，持续跟踪监测女职工健康状况。

随着科学技术的发展，化学实验室的工作人员所接触的化学物质将会越来越复杂，化学实验室职业卫生防护工作也显得更为重要，而女职工更应该结合自身生理特点，提高自身职业防护意识和技能，从专业角度采取有针对性的防护措施。

（十五）加油站女工的职业危害与预防

随着汽车工业的迅速发展，加油站越来越多，从事加油作业的女性群体日趋庞大，汽油对女性健康的影响以及如何对女工进行防护也逐渐引起社会的广泛关注。

首先，让我们了解一下汽油通过哪些途径进入人体。

加油站作业工人接触的主要是汽油蒸气，尤其是在夏季，工作环境温度较高，汽油挥发产生大量汽油蒸气，通过呼吸道被吸收。也有汽油液体因工人误服经消化道吸收，或误吸入肺内。一般情况下汽油经皮肤吸收较少，但是国外曾经报告过一名儿童因为用汽油治疗疥疮而致死，应予以关注。

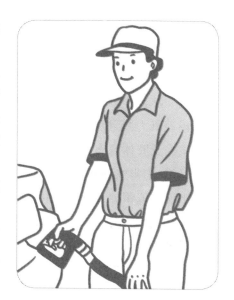

其次，让我们来了解一下汽油对人体有哪些危害。

加油站作业工人如果防护措施不到位，很容易发生急性、慢性汽油中毒。

1. 急性汽油中毒的主要表现

（1）在较短时间内吸入较大量的汽油蒸气后，轻者表现为头晕、头痛、四肢无力、恶心、呕吐、神志模糊、步态不稳、酩酊感等症状，严重者可出现突然晕倒、意识丧失、昏迷、谵妄或肺水肿。如果吸入的汽油蒸气浓度极高，可能出现反射性呼吸停止。

（2）在汽油液体吸入呼吸道后，可出现剧烈呛咳、胸痛、痰中带血或铁锈色痰、呼吸困难、乏力、发热等症状。

（3）在汽油液体进入消化道后，可出现频繁呕吐，呕吐物除食物和汽油外可带新鲜血液，并伴有口腔、咽、胸骨后灼热感，腹痛、腹泻，肝脏肿大及压痛，血清 ALT（alanine aminotransferase, 谷丙转氨酶）升高等表现。

（4）皮肤在汽油中浸泡较长时间后，可出现水疱、表皮破损脱落，个别敏感者可发生急性皮炎，表现为红斑、水疱及瘙痒。

2. 慢性汽油中毒的主要表现

长时间、少量接触汽油，可引起慢性中毒，可造成如下伤害。

（1）类神经症及自主神经功能紊乱：头晕、头痛、记忆力减退、失眠、多梦、手颤、肢体麻木、乏力、多汗、心悸等。

（2）多发性周围神经病：四肢远端麻木、感觉异常及无力，出现手套、袜套样分布的痛、触觉减退并伴有跟腱反射减弱。进一步发展可出现肌力减退及肌肉（大小鱼际肌、骨间肌）萎缩，严重者可导致足下垂及肢体瘫痪。

（3）中毒性脑病：表情淡漠、反应迟钝、记忆力及计算力丧失，甚至出现类似精神分裂的症状。

（4）肾脏损害：出现蛋白尿、低蛋白血症及浮肿等，严重者可发生肾小球肾炎-肺出血综合征。

（5）皮肤损害：皮肤干燥、皲裂、角化、毛囊炎、慢性湿疹、指甲变厚及凹陷，严重者可引起剥脱性皮炎。

（6）血液系统影响：血液中白细胞等血细胞减少，其原因与汽油中含有较多芳香烃（尤其是苯）有关。

3. 汽油中毒的预防

（1）加油站应建立职业病危害防治管理制度，保证宣传教育培训、安全操作、防护设施维护检修、防护用品管理、职业健康监护等项工作都有章可循，不留管理死角，并根据实际情况逐步完善。

（2）加油站应针对可能发生的汽油泄漏、扩散、中毒事故，制定可操作性强的应急救援预案，包括组织机构、职责分工、实施程序及要求等方面内容。此外，可根据加油站的条件，配备一定数量的应急救援装置，如防毒口罩、护目镜、防护服、空气呼吸器等。当空气中汽油蒸气浓度较高时，作业工人可使用密封护目镜保护眼睛，戴有褐色标志滤毒盒的防毒口罩以减少吸入。在进入汽油槽车、汽油储罐或汽油塔等高浓度环境时，可使用背负式空气呼吸器、防护服进行个体防护。

（3）新员工一定要接受培训，了解所在岗位存在的职业病危害及预防措施,严格遵守操作规程,维护职业病危害防护设施,减少加油、卸油等操作过程中油品的滴漏,严禁用口吹、吸汽油;培养良好的卫生习惯,如下班后用肥皂、清水洗净手和脸,不要接触油品后立即吃东西、抽烟等。

（4）接触汽油的作业工人要进行上岗前、在岗期间及离岗时的职业健康检查,发现患有过敏性皮肤疾病、神经系统器质性疾病的职业禁忌证人员应及时调离汽油作业岗位,发现疑似职业病患者应及时安排观察、治疗。

加油站汽油作业工人的职业健康应引起重视,用人单位要为员工提供一个健康与安全的工作环境,实现源头控制,保护劳动者健康。

（十六）女性驾驶员的健康管理

职业机动车驾驶员是指长期以驾驶机动车或机车为主要职业的人员。女性驾驶员由于其特殊的生理和心理特点,更容易成为职业驾驶作业的受害者。

机动车在发动、行驶时,都在不停地振动,长期开车,可能会导致手臂振动病。同时发动机运转、汽车喇叭、所载物体的振动所产生的不同强度的噪声,易使得驾驶员产生听力损伤,甚至造成噪声性耳聋。另外视力疲劳、颈椎病及胃肠道疾病也是职业驾驶员的通病。

由于受驾驶室噪声、振动和有害气体的物理环境,以及空间小、作息不规律等工作环境的影响,女性司机容易出现自主神经、内分泌功能紊乱,多见月经紊乱、习惯性流产、妊娠合并症等。同时由于女性尿道短,还会因为长时间憋尿,引起泌尿系统疾病,如泌尿系统感染及功能性排尿障碍等疾病。此外,女性职业司机由于久坐、饮食不规律、紧张、疲劳等因素,更容易患精神焦虑症。

驾驶员座位应该使用弹簧、海绵坐垫以减少振动，应选用质量好的挡风玻璃以减少视疲劳，驾驶员应配备相应的劳动用品，合理安排工作时间，劳逸结合。

驾驶员要培养良好的驾车习惯，开车时应戴手套，减少手与机器手柄和方向盘的直接接触；遇道路不平时，应减速行驶，减轻全身振动；使用低音喇叭，降低噪声对人体的影响；长途行车时要注意适当休息，防止过度疲劳；注意饮食规律，避免不喝水、长时间憋尿等情况；在有限的空间做一些简单的运动以预防颈椎病，如在停驶的安全情况下，抬头看、耸肩膀、甩手臂，以及一些握拳、捏指等放松手的动作。

社会、家庭要给予女性驾驶员足够的尊重和关爱，做好女性保健工作。除了每年进行一次体检，定期做妇科检查外，女驾驶员还要注重特殊生理时期的保护，学会自我心理调节，保持愉悦的心情，加强体育锻炼，保持生理和心理健康。

（十七）缝纫女工的肌肉骨骼损伤

人体如果长时间保持某种姿势则肌肉会酸痛，而长期处于强迫性工作体位的人更容易引起肌肉骨骼损伤。从事工农业生产劳动引起的肌肉骨骼损伤称为职业性肌肉骨骼疾患。由目前国际研究状况和发展趋势可知，强迫性工作体位所致的人肌肉骨骼损伤可分为腰背痛和反复紧张性损伤 2 类，分别指腰背部和肢体与颈肩部的疾患。例如长时间保持坐姿的流水线生产工人、键盘操作者、缝纫工、制鞋工等常会发生颈肩腕损伤。

职业性肌肉骨骼疾患的病因学比较复杂，是一类多病因性疾患，大致可以分为职业因素与非职业因素 2 类。

1. 职业因素

职业性肌肉骨骼疾患病因的职业因素主要包括劳动负荷、静态负荷、不良劳动姿势、重复单调操作等。许多工种需要劳动者承受超出身体可承受负荷以外的重量或劳动负荷，例如，抬举重物、携带物品、手持工具等。劳动负荷越大，越容易造成肌肉骨骼损伤。搬举重物时腰部结构处于力学上的不利状态，较易导致腰椎间盘及腰部肌肉韧带劳损；下背痛的产生与劳动负荷的强度密切相关，负荷越重则患下背痛的危险性越高。姿势负荷对肌肉骨骼疾患的发生发展也有重要作用，因为持久的静态负荷易导致受力部位血液循环障碍、代谢产物清除不利和肌肉疲劳。

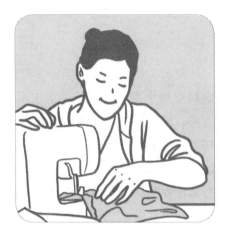

2. 非职业因素

一般认为，随年龄的增长，职业性肌肉骨骼疾患的发病率增高。职业性肌肉骨骼疾患的发生也与吸烟，是否参加体育锻炼，是否处于潮湿、阴冷气候有关。职业性肌肉骨骼疾患对女职工的工作和生活产生了严重的影响，但是在很多时候，其重视程度不够，就医率较低。

缝纫女工职业性肌肉骨骼疾患的患病率较高，患病率居前3位的部位分别为肩、颈、下背。下背痛的发生是多因素共同作用的结果，单位和个人注意采取加强组织管理、改善劳动环境、纠正劳动姿势、减轻劳动负荷、增强个体保护意识、积极治疗、保持良好的心理状态等措施可减少下背痛的发生。

因此，劳动者要经常变换工作姿势，在工间休息时，做些利于血液循环的活动，比如工间操、太极拳等，以缓解肌肉酸痛症状，减少职业性肌肉骨骼疾患的发生。

（十八）农业劳动女性的卫生现状

随着大批农村青壮年男性进城务工，越来越多的农业劳动任务由农村女性承担。在农业劳动中所接触的职业危险因素种类繁多，如农药、噪声和振动、高温、紫外线辐射、生物源性疾病等。在田间用药不当、混配或装载农药以及进入施药区从事劳动等过程中，都可能因呼吸道吸入及皮肤直接接触农药，而导致急性农药中毒或刺激性、过敏性皮肤病以及中枢神经系统和眼部损伤，严重者可导致骨髓瘤、胃癌、皮肤癌等恶性疾病。另外，农药对女性生殖功能有不良影响，可使其出现月经异常、乳房胀痛等情况。接触农药者，妇科疾病患病率明显增高，农药还可经胎盘转运和蓄积，对发育中的胚胎或胎儿产生影响。

有时农村女性在厨房内使用柴火做饭，对健康的影响也不容忽视。燃料燃烧时生成的粉尘、烟雾、有害气体，可引起咳嗽、气促、胸闷、鼻炎、结膜炎等症状，严重者可导致哮喘的发生。

随着农业机械化程度的提高，噪声对农业劳动者的危害也越来越大。农机操作者每年约有一半时间暴露于高强度的噪声环境中。长期暴露于高强度噪声中，作业者的听力及其他生理机能会受到损害。除此之外，生物因素也是威胁农业劳动女性健康的主要危险因素之一，在种植、养殖业中，因蚊虫和蚂蟥叮咬，接触动物毛皮，处理加工霉变的干草、谷物等容易受病毒、细菌、真菌及寄生虫等感染，这些病原微生物可以通过呼吸道、消化道、皮肤直接或间接侵入人体，危害机体健康，引起感染性疾病、变态反应（过敏反应）和生物性中毒疾病。

体力劳动强度高、工作时间长是农村女性劳动特点之一。她们除了要承担家务劳动外，还要完成农田劳动。在播种、收割、采摘等农田劳动及部分家务劳动中，由于受长时间不良体位、生产工具设计不合理等因素影响，女性易患腰部疲劳、强直或疼痛等肌肉骨骼损伤相关性疾病。目前，我国农村居民伤害发生率较高，已成为农村地区的常见疾病和死亡的重要原因，最常见致伤原因为被转动柄打伤，其次为砸伤、机械烫伤和动物伤。

农业劳动女性健康状况的好坏，对农业生产、农民生活和农村经济发展有着重要的影响。因此，改善农业劳动的工具和提高农业劳动女性的健康素养是农业发展中迫切需要解决的问题。

（十九）家庭主妇——一个被健康忽视的人群

当我们关注大气中空气质量对人体健康的影响时，我们往往会忽视家用厨房使用时释放出的有害物质，厨房的空气污染有时比室外更严重。在享受美味佳肴的背后，厨房里的辛勤劳作的家庭主妇却不知不觉遭受着油烟的伤害。

厨房中空气的污染主要来自燃料的燃烧和烹调时所产生的油烟，尤其是在煎、炒、爆、炸的过程中，大量的油烟产生并满布在空气中，然后通过呼吸道进入人体内，从而引起疾病。烹调油烟中含有多种致突变性物质，油的加热温度可达到260℃左右，当油温达到150℃以上时，会通过一系列的化学反应产生有害物质。有的家庭使用的煤气在不完全燃烧时会产生一氧化碳，对人体带来严重的影响。当一氧化碳浓度超过2%时，人会产生头晕、恶心、呼吸不顺等症状。

为了减少家庭主妇因为做饭遭受健康危害，家庭和个人需要做到：采用改良型炉灶和清洁能源，选购燃气能够充分燃烧的高质量灶

具；在做饭过程中及时打开油烟机，开窗通风，减少厨房里的油烟，

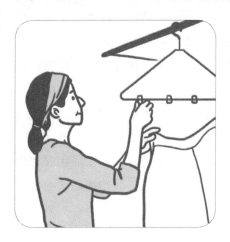

并定期清洗油烟机；尽量多使用电饭锅、微波炉等不产生明火的厨具，以减少燃料的不完全燃烧带来的有毒物质；用无油烟锅代替普通炒锅，减少油烟的产生；条件允许的可以在室内安装空气净化器；如果可以，改变现有的烹调方法，选择健康的烹调方法，比如在做饭的过程中对食物进行蒸煮，这对人体健康有很大益处，在减少油烟产生的同时，还能减少烹调过程中食物营养素的丢失；绿化厨房也是一种不错的选择，既能美化环境又能促进健康，比如养殖常青藤、吊兰等，做饭时看到花花草草，心情也会变得舒畅。

如果一日三餐全都由家庭主妇一个人承担，实际上是一个很大的负担，丈夫也应当分担一些家务劳动，这不但可以促进夫妻间感情的交流，还有助于促进家庭的健康与和谐。

（二十）如何应对工作与生活的双重压力

快节奏、高压力是影响职业女性生活质量的重要因素。女性更容易在工作与家庭矛盾中感受到压力，女性花在家务劳动上的时间和精力一般比男性多出 2～3 倍，使得职业女性很难在家庭与工作之间达成平衡。为了在工作选择上掌握主动权，提升工作技能和适应能力，减少不安全感，很多人不得不选择继续教育，但是女性工作期间参加继续教育则意味着工作时间减少，照顾家人和孩子的时间减少，压力增加。

对于刚生育的女性，一边照顾孩子，一边要做好工作显然是非常困难的，这个时期的女性选择暂时放下一些工作任务，等孩子稍微长大一点再重新寻找新的职业发展机会，也不失为一个良策。生儿育女对于职业女性来说也是非常重要的一个过程，它能带给女性更多的安全感，更多的包容和关爱，是职业女性重大的动力来源。因此，不必因为害怕工作与家庭的失衡而放弃生养孩子，或者放弃工作。

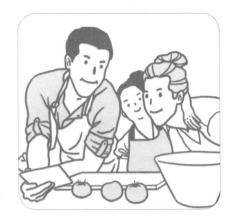

职业女性可以从以下几个方面着手促进自身的和谐发展。

及时调整自己的情绪与状态，不要把负面情绪带回家。以积极、放松的心态对待工作和生活，不要事事追求完美，减少不满情绪和抱怨。不要把神经绷得太紧，要适时放松自己。积劳不仅会成疾，还会影响自己的情绪，进而影响家庭氛围，形成恶性循环。

多与家人、朋友和同事增加沟通交流，获取多方面的支持。尤其是与配偶的沟通非常重要，一旦结婚成家，家务活是男女双方的共同责任，不要独揽家务责任，要鼓励与要求男性多参与家务劳动。

进行必要的专业训练，提升自己的业务能力，扩大自己的视野，提高自己的境界和应对技巧，增强自身的抗压能力。不要事无巨细，眉毛胡子一把抓，把自己忙得和陀螺一样，只知道被动地、超负荷地运转。工作任务要分轻重缓急，分层次、分步骤去完成，自己主动掌控工作节奏与进度，有张有弛才能在工作中保持活力，拥有良好的工作能力。

维持良好的人际关系和家庭关系对于女性来说非常重要，经常与丈夫、孩子拥抱，保持亲近感，亲情一旦疏离，很难再融洽。工作中的人际关系也要好好呵护，良好的人际关系可以使工作更得心应手。

一个理想状态是能够自由选择在办公室办公或远程办公，自由选择适合工作任务的办公场所。保证一定的家庭时间、工作负荷的可控性、职业生涯的自由支配度、职业安全感等对职业女性的工作满意度和幸福感具有极大的影响。

（二十一）加强特殊生理时期女职工的劳动保护

《女职工劳动保护特别规定》是我国女职工劳动保护的主要法律依据，其他保护女职工健康的法律还有《中华人民共和国职业病防治法》等。这些法律不仅保护女职工本身的健康和权益，同时特别强调对下一代安全和健康的保护。其内容主要包括女职工禁忌从事的劳动范围，对孕期、哺乳期延长劳动时间和夜班劳动的限制，产假和哺乳假等规定。女性生理机能决定了女职工有月经、怀孕、生育、哺乳等生理变化，这些生理变化导致女职工在劳动作业能力上会发生一定变化，需要加以特别保护。

1. 经期保护

女职工在月经期间，不得从事高空、低温、冷水、负重劳动和国家规定的第三级体力劳动强度的劳动，如食品冷库内及冷水等低温作业。

2. 孕期保护

女职工在怀孕期间，用人单位不得安排怀孕女职工从事孕期禁忌从事的劳动。用人单位不得安排怀孕的女职工加班。对于怀孕 28 周以上的女职工，不得安排夜班劳动。除了每天正常的午间休息外，用人单位还应该每天另外给予 1 小时的休息时间。

3. 产期保护

女职工生育享受 98 天产假，其中产前可以休假 15 天；难产的，增加产假 15 天；生育多胞胎的，每多生育 1 个婴儿，增加产假 15 天。

流产也可以依法休假：女职工怀孕未满 4 个月流产的，享受 15 天产假；怀孕满 4 个月流产的，享受 42 天产假。

4. 哺乳期保护

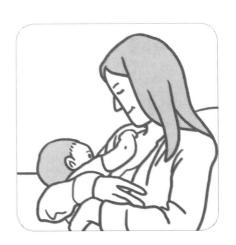

有未满 1 周岁婴儿的女职工，其所在单位应当在每天的劳动时间内为其安排 1 小时的哺乳时间；生育多胞胎的，每多哺乳 1 个婴儿，每天增加 1 小时哺乳时间。

同时，哺乳期妇女不得从事接触有毒有害因素的作业。

　　聪明的女性不是没有遇到问题，而是善于抓住问题的主要矛盾。

　　你要清楚某一个时段最重要的事情是什么，用主要的精力保证最重要的事情，再去安排次要的事情，放下一些不重要的事情。

第二章　心理健康

心理健康是指心理的各个方面及活动过程处于一种良好或正常的状态。心理健康的理想状态是保持性格完美、智力正常、认知正确、情感适当、意志合理、态度积极、行为恰当、适应良好的状态。

没有心理健康一切都无从谈起。女性要经历几个特殊的生理时期，这些时期更容易遭遇心理健康问题，需要加倍呵护。女性需要不断学习和提升自身修养，养成独立的人格和良好的习惯，才能保持良好的心理状况。如果出现心理问题，要及时寻求帮助。

（一）情绪低落是抑郁症的核心特征

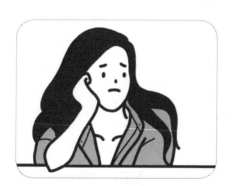

抑郁症是一种以显著而持久的情绪低落为主要特征的综合征。当遭遇挫折或是不幸时，人难免会产生悲伤、难过、无助等消极情绪，这种情绪的波动是正常的，与抑郁症的低落情绪有所不同，需要把它们区分开来。抑郁症的特征主要表现在以下几个方面。

1. 无诱因的情绪低落

抑郁情绪往往事出有因，其背后必定有具体的触发因素。而抑郁症患者的情绪低落则往往没有原因，无缘无故、不明不白。

2. 长时间持续的情绪低落

每个人都会有情绪低落的时候，但往往是短暂的，经过一段时间或通过自我调节可以缓解；而抑郁症所致的低落情绪可能持续 2 周以上，有的甚至会持续数月或数年，难以自愈。

3. 严重的情绪低落

抑郁情绪程度较轻时，对工作和生活的影响不大；但严重的低落情绪会引发失眠、厌食等躯体症状，影响患者的正常生活，它与遭受重大打击、极度失落引起的短暂性生理欲求下降有差别。此外，抑郁症的情绪症状还表现为兴趣的丧失。对任何事情都提不起兴趣，觉得什么都没意思，似乎对一切都失去了兴趣。以往的各种乐趣都丧失，以前喜欢的活动也不再有吸引力。

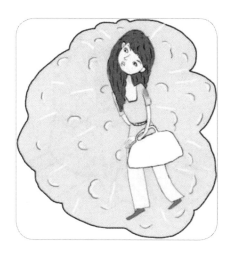

抑郁症患者的内心是极度痛苦的，这种痛苦往往是由于沮丧、绝望、自责引起，严重的抑郁症患者可能由于无法承受内心的巨大痛苦而选择自杀，结束自己的生命以求解脱。

（二）引发抑郁症的复杂因素

引发抑郁症的原因很多，而且往往是多种因素综合作用的结果，包括遗传因素、环境因素、心理因素和生理因素等。

1. 遗传因素

抑郁症具有遗传性，若父母中有一人患抑郁症，则孩子患病的概率增加 10%；若孪生子中有人患抑郁症，那另一个人在一生中的患病概率高达 70%。

2. 环境因素

突如其来的重大事故往往是抑郁症初发的诱因，持久的精神压力也是诱发抑郁症的重要原因，这些看不见的凶手在不知不觉中伤害着

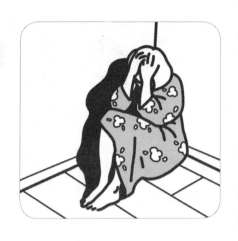

人们的精神健康。

3. 心理因素

抑郁症的出现和个体的心理素质、性格特点有密切的关系，如自卑、悲观、孤僻、多愁善感、多疑、固执等人格特质更易受到抑郁症的青睐。拥有这些特质的人或是过于追求完美，从而在出错时反复自责；或是不擅表达，任凭压力、焦虑和无助在心里不断堆积；或是疑神疑鬼，总跟一些小事过不去，长期感到焦虑不安。

4. 生理因素

患有慢性疾病的人长期服用化学药品也有可能引发抑郁症。长期卧病在床的人往往情绪低落，对未来失去希望，因觉得自己是家人的负担而自责，严重的还会产生轻生的念头；而长期服用治疗高血压的药物或是身体中缺乏叶酸和维生素 B_{12} 也可能会增大抑郁症的患病概率。

抑郁症的病因还与其他很多因素相关，如季节变换，抑郁症在春季的发病率就比其他几个季节更高，并且抑郁症的发作常常是多重因素综合作用的结果。

（三）产妇抑郁及预防

产后抑郁症是女性精神障碍中最为常见的类型，是女性生产之后，由于性激素、社会角色及心理变化所带来的身体、情绪、心理等一系列变化。产后激素水平急剧下降、伤口疼痛等身体不适，以及初为人母后家庭关系、心理变化都可能引发产后抑郁症。

相比于产后抑郁症，产前抑郁症很少被人关注。产妇面对生育过程的疼痛、紧张、担忧、恐惧、焦虑，各种复杂的心情搅和在一起，容易诱发抑郁症。如果以往有过抑郁症病史的产妇，由于怀孕过程中减少或中断抗抑郁药物的使用，也可以导致抑郁症复发。

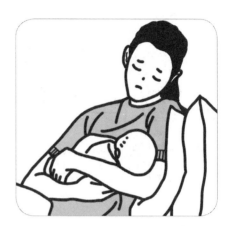

在抑郁症早期及早发现、及早干预、及早预防，抑郁症是可以控制和治愈的。

抑郁症的预防策略主要有：调整工作与生活节奏，避免过于紧张与过于松弛；多参与有意义的社会活动，实现多重社会角色的转化，充实孕期生活；多沟通交流，及时宣泄不良情绪；适当运动，增加良性刺激，提高自身抗压能力；完善自己的人格，增强社会责任感，自我激励、自我欣赏；遇到问题及时求助。而家人和朋友多给予关心与支持更是十分必要，产前保健应增加孕妇培训教育和心理干预。

（四）正视抑郁问题，及时求助

抑郁症的发生发展是一个渐进的过程。首先人表现出来的是抑郁情绪，做什么事情都提不起兴趣来，好像这个世界一片灰暗。抑郁情绪是每个人都可能会体验到的情绪。然后人会进入抑郁状态，会比较长时间（连续数个星期）地陷入情绪低落的状态里。在遭遇亲人去世或失业等重大事件时，有可能会陷入抑郁状态。如果不及时干预，就可能继续发展为抑郁症。

抑郁症分为轻度、中度、重度。患轻度抑郁症时可以勉强自己完

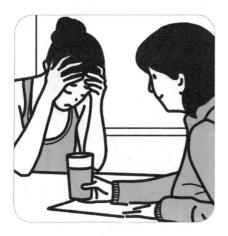

成一些事情，但到了重度，就会影响到人的社会功能，比如成天躺在床上不起来——学生不想上课，上班族不想上班。

自我调节可以起到预防并缓解轻度抑郁的作用，但严重的抑郁往往无法通过自己的努力解决，应正视自己的问题，坦诚、主动地向家人、朋友及心理医生寻求帮助。

大部分有抑郁倾向的人对心理医生有抵触情绪，总认为只有精神有问题的人才需要看心理医生，自己的情绪低落不需要什么治疗，过段时间自然就会好。这种误解将很多患者与专业治疗之间的距离越拉越远，耽误了最佳的治疗时机。在中国，仅有 5% 的抑郁症患者接受过专业的治疗，大量的患者因为没有得到及时的诊治，致使病情逐渐恶化，甚至导致自杀的严重后果。

对于抑郁症来说，抗抑郁药物和专业的心理治疗都是有效的手段。药物可以迅速地减轻抑郁症状，改善生理状态；而心理疏导和精神上的排解可以缓解抑郁情绪，纠正消极想法，教会患者如何积极主动地与抑郁症做斗争。对于中度以上的抑郁症，一般以药物治疗和心理疏导相结合进行综合诊治。不同的抑郁症患者可能使用不同的药物或不同的剂量，医生需要根据每个病人的实际情况确定方案。

抑郁症是可以通过治疗得到控制的。当发现自己日渐消沉无法自控时，不要放任自己在抑郁的情绪里深陷，也不要恐慌，只要勇敢地去面对，并及早采取正确的应对措施，就能早日找回积极快乐的自己！

（五）走出心灵的沼泽地，和抑郁说再见

抑郁症一旦来了就很难自动离开，短时间轻度的抑郁可以通过自我调整得以改善，但长时间较为严重的抑郁需要在专业人员的指导下才能赶走抑郁的阴霾，有时需要服药和心理疏导相结合开展综合治疗。

1. 学会缓解压力，不要长期过度疲劳

抑郁情绪尤其喜欢找上高压力工作的脑力劳动者，因为大脑长时间处于紧张甚至过度疲劳的状态，会产生负面情绪。

因此，要学会时间管理，将工作进行分类，优先完成重要的工作任务，按照计划顺序完成各项任务，适当放弃一些不必要的工作任务与应酬。要学会放松自己，不要钻牛角尖，把一时解决不了的困难先放一放，或者求助朋友或同事给予支持与帮助。尽量不要熬夜，充足的睡眠本身就是最好的精神休养。

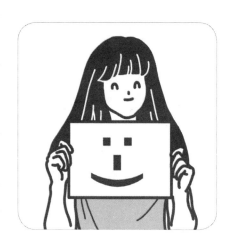

2. 情绪低落的时候找点别的事情干

觉得自己有抑郁情绪时，可以把注意力转移到别处，找到导致抑郁的原因，找点不同的事情去做一做。不要让自己在消极低落的状态中越陷越深，找到让自己放松的方法，及时释放抑郁情绪。

运动能有效预防抑郁，参加一些集体活动，可转移自己的注意力，

增加与他人接触的机会，周围人积极的态度和诚恳的开导可以给自己抵抗抑郁的力量。

3.健康日记：情绪低落的时候把它写下来

今天都做了哪些事情？哪些让你神采飞扬？哪些让你失落沮丧？养成习惯记录健康日记，这可以帮助自己树立积极的人生态度，而且在记日记的同时，你也可以不断强化"我很开心"的想法，并用各种积极的念想来取代脑海中的消极想法，逐渐削弱抑郁情绪带来的负面影响。

（六）抑郁会"传染"，及早控制是关键

抑郁症，以显著而持久的情绪低落为主要特征。从情绪低落和消沉、闷闷不乐到悲痛欲绝、自卑抑郁、悲观厌世，甚至有轻生的念头及行为。

抑郁症是一种严重的心理障碍，危害极大，如果不加以干预，其后果非常严重，抑郁会在不知不觉中吞噬生命活力。

1.抑郁不仅仅是心理问题，还可引发身体疾病

临床研究发现，69%的抑郁症患者有疼痛等躯体症状，也就是说，长期的抑郁会导致身体病变，比如容易引起偏头痛、腰背痛、关节痛、消化道症状，甚至会引发癌症。

如果你有严重的睡眠问题，时常感到疲惫不堪、悲观失望，对任何事情都丧失兴趣和信心，就表明你有抑郁倾向和风险了，一定要与家人、朋友或你信赖的人多沟通，谈谈自己的情况，以期得到帮助，

不要一个人闷在心里。如果你的抑郁倾向较为严重，自身很难控制，要尽早寻求心理医生和专业人员的帮助，以便减轻你的负面情绪，控制抑郁风险。

2. 抑郁极容易影响周围的人，尽早控制是关键

抑郁和感冒一样常见，每个人一生中某个阶段都可能有过抑郁倾向。当一个人出现抑郁问题时，家庭的平衡往往被打乱，会影响家人或者亲戚朋友。如果出现严重后果，这种影响会更加长远，甚至出现几个家庭成员同时抑郁或者焦虑的现象。有一个学生因抑郁自杀了，除了给父母带来无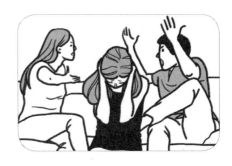法弥补的伤痛外，与他关系亲密的亲属及朋友也会受到极大的影响，可能数年后都无法谈及这个话题。

抑郁一般都是有原因的，有的是因为受到挫折，有的是因为疾病，有的可能是因为学习和工作的压力。遭遇严重挫折或灾难事件后，很多人会出现创伤后应激障碍，而一些慢性病人也是抑郁的高危人群，如一个人患了乳腺癌，不仅患者容易抑郁，其配偶也可能跟着抑郁。

抑郁症不是见不得人的疾病，不可耻、不可怕，关键在于及早发现、及早控制，而家人和朋友及时的支持和宽容非常重要。

（七）职业女性为何如此焦虑

"最近又被领导批了，我已经努力了，是不是我的能力有问题？""孩子学习不上心，是不是我没引导好？"当今社会，越来越流

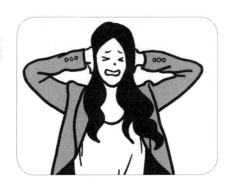

行一种新的情绪：焦虑。因为社会分工的不同，现代职业女性更容易受到工作和家庭的双重压力的冲击。在焦虑的情绪中，她们所质疑的，更多的是自己而非这个世界。

焦虑是正常的心理活动，适度的焦虑可促使思维活跃和身体状态调动，激发创造力和行动力。但如果焦虑情绪成为常态，就会成为束缚行动的羁绊，甚至整个人会被焦虑情绪所吞没，生活变得索然无味。改变焦虑要从以下几个方面着手：

（1）自助。焦虑情绪从本质上说是个体和环境之间的一种不平衡状态。具有焦虑性格的人，面对外来刺激（或压力）时，会产生不适当的应激反应和应对方式。自助，就是让人们寻求适度的反应和正确的应对方式。

（2）转移。焦虑情绪往往因某件事促发，实际上是一种无意识的自我防御。过度焦虑时人们可以先转移注意力，通过做一些感兴趣的事情来缓解焦虑情绪，或者通过认知的替代（如游戏、艺术）和行为替代（如体育活动、趣味活动）进行转化。

（3）行动。行动就是将注意力集中在焦虑源上，分析引起焦虑的事情（焦虑源），采取有针对性的行动。

焦虑情绪是会传染的，所以有焦虑性格的人要避免与持续焦虑（负能量）的人为伴，与负能量的人在一起会加重焦虑，应该去寻找性格乐观、平和的人做伴，这样才能通过社交活动缓解焦虑。

（八）女性为什么有那么多的怨气

抱怨行为渗透在人们的生活空间，职场中大多数人每天都会抱怨。

其中，约 66% 的人每天抱怨 1～5 次，约 14% 的人每天抱怨 6～10 次，约 5% 的人每天抱怨 20 次以上，"从来不抱怨"的人极少。

怨气是从哪里来的？工作和生活压力大，领导不准假，同事关系复杂，丈夫不体贴，孩子不听话……看上去抱怨的理由都非常"正当"，生活中值得抱怨的东西实在太多了。但仔细想想，抱怨有用吗？

当你尝试去分析这些抱怨的来源，就会发现其实所有的怨气都有着同一源头—— 一个不快乐但又无力改变现状的自己。

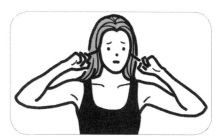

压力不可避免，但不一定是坏事，不一定要变成怨气。我们不能改变环境，但我们可以改变自己的观念，冷静下来，把眼光放远一点，调整自己的心态。如果实在想不开，请把不开心的事情写下来，写的过程中可以分析问题所在，怒气、怨气也就随着减少了。

停止抱怨，是新生活的开始！

（九）任性随意的抱怨是无效抱怨

抱怨并不是完全不可行，有时候适当的抱怨可以有效排解心中的怨气，但是需要掌握正确的方法，把握好时机和尺度！

1. 不要跟无关的人抱怨

遇到让自己不满的事情，先想想自己是不是有做得不对的地方；不要生闷气，这样就会影响自己的情绪，使得学习和工作效率降低；找熟悉的人，最好是了解你所抱怨事情的人倾诉，以征求意见的方式把事情说出来。尽量不要向无关的人抱怨，因为这不仅没有用，而且可能还影响到人际关系。即使是熟悉的人、了解事情真相的人，抱怨也要适度，不要没完没了，因为这样不但解决不了问题，还会给他人留下不好的印象。

抱怨不可以任性随意。抱怨要具体，要让人知道你的诉求。比如不要单纯抱怨别人的态度不好，你应该指出他们哪里做得不好，哪里让你不高兴了，把抱怨的内容具体化。正确的抱怨可以发泄情绪、改善现状或解决问题，而任性随意的抱怨则于事无补，只会使事情更糟糕。

2. 不要光抱怨而不去尝试改变

一味地抱怨事情多么糟糕，别人多么讨厌，不如想想自己能够做

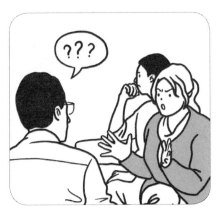

些什么来改变现状，在抱怨的同时要尝试改变现状。

终结抱怨需要 5 种能力：自我控制、自我认知、自我否定、自我调节、自我发展。从现在开始把抱怨的时间用来充实自己吧，不抱怨的人生是女人应该有的人生，不抱怨的女人会与众不同！

（十）你是否爱犯"疑心病"

我们的身边常常有这样一些人，从来不相信任何人、任何事，疑神疑鬼甚至衍生出恐惧情绪，影响自己也影响别人的生活。我们称之为"疑心病"。疑心病是一种不健康的心理状态，常常为一些微不足

道甚至并不存在的事情感到惶恐不安。

例如，当看见同事们在说悄悄话，你心里就会涌上莫名其妙的猜忌：他们是不是在谈论我？是不是在取笑我的发型不好看，取笑我的衣服不上档次？是不是在商量怎么排挤我？……某天遇到一个熟悉的人，他居然连个招呼都不打，他是不是对我有意见？我什么时候得罪他了？……这些都使你无中生有，捕风捉影，草木皆兵，不断地徘徊在惶恐不安的情绪中。而实际上，同事们只是

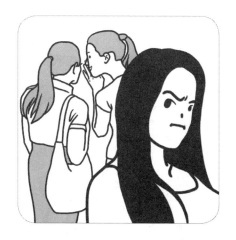

在聊某一件与你无关的事情，熟人因某件事分散了注意力，没有注意到你的存在，是你自己多想，无缘无故地猜疑了许久。

疑心病不仅使我们对当下的所见所闻疑神疑鬼，还会凭空杜撰出各种消极事件，从而产生焦躁、恐惧的情绪，惶惶不可终日，严重影响日常生活。疑心病的根源往往是自信心的缺失，由于对自己产生了怀疑，才使得周围的人看起来都像是对自己"有意见"似的，这就是一种把自己的意识状态当成别人意识状态的投射心理。

因此，要驱散多疑的阴云就要多给自己积极的暗示，通过对自己的肯定和鼓励提高自信。要知道，你怎么看待自己，别人就会怎么看待你，所以根源不在于别人的看法，而在于你自己。

（十一）为什么"怕什么来什么"

恐惧是失败的源头。每个人都会有一些害怕的事，而且很多人都有过这样的经历：越是害怕什么就越会来什么；越是担心害怕、越是

闪避，就越躲不开。比如，在削水果时明明想着"千万不要溅到衣服上"，结果偏偏就有果汁弄到了衣服上；在台上演唱时怕忘词和错词，结果连着唱错好几句。

这不是你的运气不好，也不是什么"诅咒"，而是一种心理学效应。有些恐惧情绪常常出现在我们的生活当中，但可以忍受，属于一种正常的情绪状态。总是害怕自己身上发生不好的事情会让自己在无形中持续关注这些消极的事件，并因此导致注意力分散，心神不宁，惴惴不安，无法专注于手中的工作，最终频频失误，让害怕的事情成为现实。

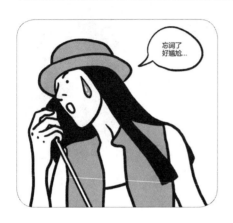

忘词了好尴尬...

在人际互动中也存在这种情况，比如你总是担心伴侣离开你，于是一再让对方保证不会这么做，但最后你的这种担心却真的成为现实；又如，你总是担心自己在领导面前说错话，从而一直默念"不要乱说话，不要乱说话"，结果你反而真的说了不该说的话。

这就是因为你总是在向别人或自己重复强调一个消极的结果，从而使得这种结果在对方或自己的潜意识中扎根，产生促使这种恶果成为现实的驱动力，使最初的担心成真或"预言"应验。

要避免"怕什么来什么"的现象发生，需要改变思维方式与表达方式，不要在心底念叨"不要……不要……"，要积极地想"我一定能行！""我能……我会……"。正面鼓励自己，会有不同的效果。

（十二）现代人为什么容易健忘

"走到门口，我忘记了想要干什么；话到嘴边，我忘记了想要说什么……"健忘是现代人的通病，做事丢三落四，顾此失彼，美好的念头说来就来，说走就走，不留下一点痕迹。前面事情做到一半，接一个电话，后面就不知道要干什么了。

1. 现代人为什么容易健忘

（1）压力大。如何平衡工作、生活、家庭的关系是女性面对的重大课题。无论我怎么努力，工作总是做不完；无论我怎么用心，孩子总有那么多的问题……很多人因此患上了慢性疲劳综合征而健忘。

（2）睡眠不好。熬夜成了现代人常见的生活习惯，翻来覆去睡不着，晚上做噩梦，梦见考试，梦见丢东西……睡眠质量堪忧，得不到很好的休息与恢复，于是导致记忆力下降、健忘。

（3）碎片化信息太多。信息社会带来便利的同时，也带来了麻烦。碎片化信息满天飞。记什么？如何处理、整合？还是不理它？这些随时而来的碎片化信息经常性地打断人们的学习或工作思路，造成健忘。

（4）环境污染。人们在工作环境与生活环境中都可能接触到一些影响记忆力的重金属，如铅、汞等，这些重金属长期蓄积在体内，会损害记忆力。

（5）长期服用催眠药、止痛药。某些药物给神经系统带来损伤。除了滥用药物以外，吸烟、酗酒等不良习惯，在损害健康的同时，也损伤记忆。此外，长期的抑郁、倦怠、焦虑、恐惧都可能使记忆功能受到损害，影响记忆力。

（6）惰性也会导致健忘。人的大脑有很多未被开发的功能，越用越聪明，长期不思考，不接受外界信息，就会退化，导致记忆力丧失。

2. 如何改善记忆，防治健忘

积极的心态、开心快乐的生活状态有助于神经细胞的修复。要养成良好的习惯，少喝酒、少熬夜，每天保持充足的睡眠；疲劳时注意休息，养精蓄锐；注意适当运动，保持旺盛的精力。

饮食中多注意摄取补脑的食物和营养素，如不饱和脂肪酸、锌、镁等，以及 B 族维生素，可以多吃核桃、花生、芝麻等食物。

多用脑，勤思考，有意识地开展一些记忆训练。

（十三）严重的恐惧症需要治疗

恐惧症是一种以过分和不合理地惧怕外界客体或处境为主的神经症。患者明知这种恐惧是不合理的，但仍不能控制恐惧的情绪。患者会极力回避所害怕的客体或环境，症状发作时往往伴有显著的焦虑和自主神经症状。在现实生活中存在着很多让人难以理解的恐惧症。

1. 空间恐惧症

（1）幽闭恐惧症：在封闭的空间里会感到强烈的不安和眩晕。

（2）恐高症：患者不敢站在阳台远望，不敢乘坐观光电梯，严重的不敢乘飞机，不敢进入一切高层建筑，等等。

（3）场所恐惧症：因拥挤的人群、开阔的空间、交通工具感到恐慌。

2. 社交恐惧症

社交恐惧症指害怕社交活动（如聚会、会议或在公共场合进食、说话等）和人际接触（如在公共场合与人交谈、与他人对视等）。

3. 特定恐惧症

对某种特定的环境或某种特定物体的不合理恐惧，如怕老鼠、怕羽毛、怕栅栏、怕血、怕患病、怕握手等。

（1）数字恐惧症。有些人惧怕4，对数字4十分敏感，位于第四层的房子不敢住，有4的车牌号不敢用，有4的日子不敢办大事，只要有4心里就会莫名其妙地不舒服，产生一些不好的遐想。比如某个医院413病房连续死了好几位重病人，于是病人

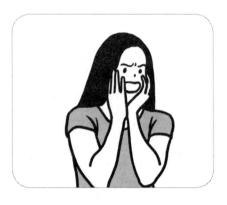

不敢住进413，连医护人员也觉得413病房很不吉利，实际上413病房本身就是危重病房，与病房号毫无关系。

（2）动物恐惧症。害怕某种特定的动物或是所有的动物，看见就心跳加速，双腿发颤，更别说伸手去触摸，有时看一眼都能晕倒，甚至看到动物的影像都会吓得哆嗦。

这些恐惧症往往严重影响患者的生活，这时候除了个人需要做一些治疗与戒断，他人也应当多一点体谅、理解、支持和疏导。

（十四）别为拖延找理由

拖延症是指在明知拖延会造成不良后果的情况下，自我调节失败，把计划要做的事情往后推迟的一种行为。严重的拖延症会对个体的身

心健康带来消极影响，如出现强烈的自责情绪、负罪感，不断的自我否定、贬低，并伴有焦虑症、抑郁症等心理疾病。

1.拖延的原因

产生拖延行为的原因一方面来自于工作任务，任务越复杂越容易被拖延。当我们认为某项任务超出自己的能力时，通常会采用拖延的方式推迟或逃避执行该项任务；工作任务本身很乏味，也会让人选择回避或拖延。

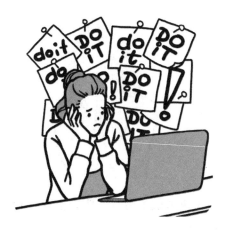

另一方面可能来自于心理层面的恐惧，因为自己不知道要做什么，没办法进入状态，因而只能拖延。恐惧可能来自于对自己不够自信，自我效能感低，害怕失败与挫折，容易产生逃避心理，所以采用拖延的方式推迟或逃避执行任务。

同时，完美主义倾向与拖延之间也存在一定的关系。积极的完美主义者会寻找方法完成任务以达到理想的成绩，而消极的完美主义者则更多采用拖延来逃避失败。拖延者经常会因为某些外界刺激因素推迟开始工作的时间，在执行任务的过程中，也容易中断该任务去进行其他活动，一而再，再而三，不断寻找理由推迟任务的完成。

2.如何避免拖延

如果拖延来自于任务本身，那我们要学会选择与放弃，不能按时完成的任务就不要接手去做。

如果拖延来自于内心的恐惧，那么克服恐惧、消除拖延症的策略就是尽早计划、排好时间表，及时行动。

应对拖延症，要养成守时的习惯，要学会时间管理，排好时间表，按照时间表去实施每一项工作任务。例如，在一天精力充沛的时间段优先完成最重要的事务，如果有精力再考虑如何去对付不重要的事情；给自己设定任务的期限；管理个人生活，保持活力和精力，养成有规律的生活和工作，保持自己的节奏；给予自己一定的奖励，当完成既定目标，要激励一下自己，找个地方去玩一玩，放松一下紧张的状态，或者给自己买几件喜欢的东西；面对计划外的杂乱事情，要有意识地控制好局面，保持稳定的心绪，积极面对。

总之，工作中的拖延往往与职业倦怠密切相关，表现为懈怠、懒惰、情绪低落、精神涣散等，长此以往，会失去工作的目标与方向，失去做事的兴趣与乐趣，失去他人的信任，并有可能导致抑郁。

（十五）职业女性为何易倦怠

长期处于慢性应激状态下的人可出现身心消耗过度、精力衰竭，表现出情绪衰竭、去人性化以及个人成就感低落等现象，即职业倦怠。护士、医生、教师、公务员、金融业女性出现职业倦怠的比例较高。

职业倦怠的具体表现有：感到自己身心资源过度透支，没有精力、过度疲劳等；以一种负性的、冷漠的或是极端逃避的态度去面对服务对象或工作，表现为易怒、消极、缺乏情感投入等；感到无能、工作没有成效，士气低落、缺乏成就感等。

某些行业的女性面临过高的工作压力，由于其比男性更加敏感脆弱，心理健康问题发生率也高于男性。激烈竞争带来的压力让女性处于社会成就和家庭责任

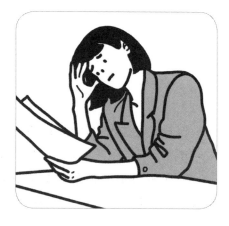

的矛盾冲突之中，不仅影响身体健康，还可影响认知功能，使职业女性身心疲惫、情绪低落、抑郁、自信心不足、注意力分散、记忆力下降、创造力和理解力降低等。这些健康问题不仅影响女性自身的生活质量，还可影响其子代健康。

职业紧张与职业倦怠密切相关，自我效能感与职业倦怠的情绪衰竭、玩世不恭、个人成就感低落 3 个维度均呈现出显著的负相关。自我效能感高的个体倾向于使用积极的应对策略，不易产生职业倦怠或倦怠程度相对低；而自我效能感低的个体容易产生焦虑和身心紧张，在长期的工作压力影响下会形成慢性压力症状，并表现为倦怠。

职业紧张和职业倦怠对女性的影响通常比男性大。职业紧张、职业倦怠以及伴随的心理问题都可引发女性生殖健康问题。那么如何才能预防职业倦怠呢？

职业倦怠往往伴随着长期的职业紧张，是长期慢性应激的衍生品，长期的高度紧张会导致身体和心理的崩塌。所以预防职业倦怠首先要缓解长期的工作压力，在工作中找到充实感、成就感和幸福感。

合理安排工作与作息时间，以积极的心态投入工作，在适当的时机变换工作方式与工作状态，不要一成不变地做一件事，并保持思考与创新的能力。女性要承担多种社会角色，以不同的视角、不同的身份与状态表现自我。

（十六）孤独与老年痴呆

随着我国结婚率降低和离婚率上升，独居的人越来越多，尤其是中老年人，有的从未结婚，有的离婚后因为种种原因没有再婚。

独居不可怕，但独居的人容易与社会隔离，陷入孤独。独自吃饭，独自睡觉，独自处理生活中的任何事情……极少与人交谈，时间久了语言能力逐渐丧失，社交能力逐渐丧失，认知功能也逐渐丧失。

孤独的人易沉浸在自己的世界里，无法正常社交。孤独比肥胖对健康的不良影响更大，孤独可以导致过早死亡，或者使人过早地出现认知功能的障碍，如老年痴呆（阿尔茨海默病）。

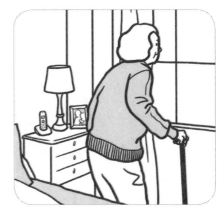

孤独与抑郁是一对孪生姐妹，长期的孤独会让人抑郁、脑细胞死亡、海马萎缩、内分泌功能失调、免疫功能下降，会导致多种慢性疾病和老年痴呆的发生。

独居的中老年人心脑血管疾病、糖尿病、抑郁症等的发病率明显高于与家人、孩子一起生活的中老年人。

陷入孤独的人往往与童年经历有关，孤儿、留守儿童、单亲家庭、缺乏关爱的孩子成年后往往有更多的内心孤独感，这会给中老年时期的心理疾病埋下不健康的种子，一旦遭遇类似的情景或环境，心理问题就会萌发。美国某著名女演员是一个极其孤独的人，其幼年父母离异，母亲进精神病院，先后被12对养父母收养和遗弃，成名后内心极端孤独，通过滥交异性缓解孤独情绪，但每一段感情都不能持久。

预防孤独应与预防老年痴呆一样引起重视，重点在于建立社会支持系统，对留守儿童和孤寡老人要给予制度性的保障和人性化的关爱。对儿童要给予充分的关爱与支持，使其多与同龄人一起玩乐；老年人要多参与集体活动，多一些兴趣爱好，如唱歌、跳舞、健走、画画等，保持乐观的心态。老年人在退休后要找一些力所能及的工作，也可以通过老年大学、老年公寓与同龄人保持近距离的交流与沟通，避免社会隔离。

（十七）安慰剂的作用不可小视

广义的安慰剂不仅包括无药理活性的物质，还包括医疗处理以外的一切因素如视觉、听觉、触觉、味觉、语言，以及所有环境因素、外科操作、心理治疗或过程等。

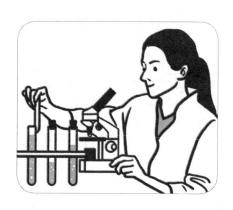

人类离不开安慰剂，在失落的时候、在疾病的时候，安慰剂常常起着重要的作用。安慰剂不只是影响人的心理反应，它可以通过人体自身的神经内分泌过程，影响神经递质的分泌，起到调节与平衡人体机能的作用，比如释放吗啡起到止痛作用，释放多巴胺改善运动功能，同时对缓解抑郁、焦虑等多种疾病有显著效果。

在疼痛治疗中，安慰剂更是起到了积极的作用。研究者在受试者的手臂上涂抹镇痛药和润肤霜（作为安慰剂），然后逐级施加热痛刺激，结果发现受试者在涂抹镇痛药和润肤霜后，对疼痛的感觉没有明显差别。

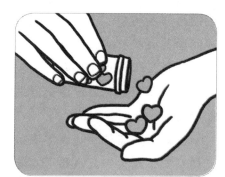

安慰剂可能是某种药物、保健品或者食物，也可能是一句话、一个暗示等。

对于一些手术前的病人，或患有恶性疾病、顽疾的病人，安慰剂的作用更是不能小看。这种安慰剂可能是医生的一个眼神、一点宽慰，可能是病人对医生的信任和信心，可能是家人的支持和鼓励，可能是一些善意的谎言，也可能是一些被当作"神药"的替代品。

由此可见，安慰剂效应对于维护特殊群体的身心健康具有很好的作用。对于慢性疾病的健康管理、生活质量的改善以及临终关怀，安慰剂也可起到一定的作用。

（十八）蜡烛两头烧，正念即心安

职业女性是辛苦而忘我的一群人。3/4 的职业女性处于亚健康状态；6 成女性表示自己是家庭成员的健康维护者，但对自己的健康关注度排在孩子、老人和丈夫之后；大多数女性除了工作压力以外，作为妻子、母亲和女儿，还常常需要作为各类家庭矛盾的缓冲角色，承担家庭的情绪压力。这种局面被形象地称为"套裙加围裙，蜡烛两头烧"。女性穿上套裙，在单位是战士；系起围裙，在家里变保姆。这种情况下的女性应如何自处，如何既保证健康又承起重担，既不负家国又不失自我呢？不妨试一试基于"正念（Mindfulness）"的解决之道。

正念是一种特殊的心理特征与能力，表现为"对自我身心以及环境，秉持着即时、有意和接纳性的注意与觉察"。换言之，正念其实是一种特殊的注意和觉察能力。这种觉察能力对维护健康和发挥潜力，有着非常显著的积极作用。更有意义的是，这种觉察能力不但有效而且易学，能够通过训练进行培育并得到提高。

基本的"提起正念"的做法，是觉察自己的身体感觉和呼吸。下一次，当你处在"两头烧"的焦灼之中，感到疲惫易怒失去自我的时候，不妨有意识地慢下来，找一个安静的地方，在椅子上坐下。做一次深呼吸，试着感觉自己的身体，调整自己的身体姿势，设法做到脊柱竖直、双肩放松。有意识地把自己的注意力逐步聚拢在自己当下的身体感觉上。注意力的感觉对象，可以是你此刻由于情绪唤起而引发的躯体感受，例如心跳、肌肉绷紧、胃部紧缩；也可以是你此刻与外界相互作

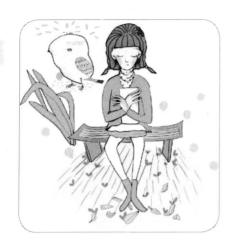

用而产生的躯体感觉，例如呼吸、足底与地面的接触、臀部和椅子的接触、手和大腿的接触等。这样让注意力持续一段时间，让自己充分体验此刻的感受，允许这些感受存在，不做调整它的努力，只是与它共处。

这样简单的操作，能带给我们什么呢？经过 15 分钟左右这样的练习，你可能获得一种奇妙的、常常被称为"心安"的感受。当你的情绪舒缓了、头脑清醒了、体力恢复了，再去处理工作或家庭的事务，都变得更有耐心、更有爱，也更有创造力。长期如此，你的健康水平、精神状态、人际关系，都会向积极的方面发展变化，而且这种变化，会体现在大脑结构和 DNA（deoxyribonucleic acid，脱氧核糖核酸）水平的改变上。这就是正念的力量。

（十九）如何摆脱心理困境

从心理困境中重新振作的能力是良好心理健康的重要组成部分。每个人都有可能在生命的某段时间里出现心境不良的情况，一般情况下可以通过自我调节恢复到良好状态；但是如果这些感觉持续超过 2 周以上，或者已经影响到正常的工作和生活，就应该寻求帮助。

1. 出现以下信号时您应当寻求帮助

（1）体重过度增加或减少。

（2）胃口不好或食量大增。

（3）感到悲伤或特别爱哭，并且这种状态长时间没有改变。

（4）没有原因地感到内疚，觉得自己什么都不好，或是失去自信心。

（5）感觉生活变得无趣或者生活态度悲观，感觉好事总和你无缘。

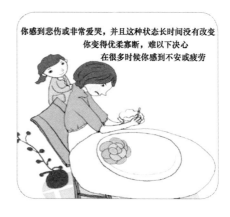

（6）常常脾气很差，或者看起来淡漠。

（7）对曾经喜爱的活动没有感觉了，并且大多数时候想要独处。

（8）无缘无故地去做一些危险的事情。

（9）在工作中的表现不如以前好。

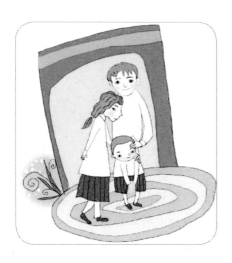

（10）变得优柔寡断，难以下决心。

（11）难以集中注意力，常常忘记很多事情。

（12）反应过度。

（13）嗜睡，或者入睡困难，或者晨醒过早并且难以再入睡。

（14）常常感到不安或疲劳。

（15）想到了死亡或者感觉自己正在死去。

（16）考虑自杀。

（17）感觉脑内鸣响（脑鸣）。

2. 找到适合自己的释放压力的方法，重新振作精神

（1）树立信仰，培养兴趣爱好。

（2）每天做喜欢的活动和运动。

（3）建立良好的友谊和家庭关系。

（4）从亲友、同事或者社区那里寻求支持与帮助。

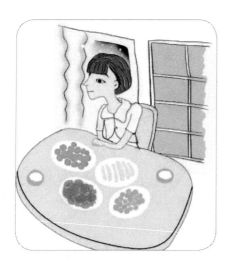

（5）找到减小压力的生活方式与工作状态。

（6）调整饮食结构，如多吃水果、蔬菜、全谷类食物和坚果。

（7）花些时间放松自己，让自己静下来，如尝试正念心理疗法，这是目前国际上非常流行的一种心理健康自我管理方法。

（8）换位思考，在处理工作和家庭事务时，尽量顾及他人，保持各方平衡并掌控全局。

（9）必要时寻求专业人士的心理健康帮助。

（二十）如何寻求心理帮助

大多数有心理问题的人在需要帮助的时候没有寻求帮助，或者可能拖延数年才去治疗，只有不到 2/5 的人会去寻求医生帮助。其原因主要有：因为心理问题感到羞愧，没有认识到心理问题的危害性，不了解心理疾病的可治愈性，不知道去哪里获得帮助，不知道如何获得帮助。

如果你感到失控或是感觉到心理问题让你不能享受生活，或者不能正常工作时，应该寻求帮助，不要长期独自忍受这种痛苦。心理咨询和治疗可以帮助你感觉变好并重新享受生活。

下面告诉你如何获取有效的帮助：

（1）选择对你有效的帮助。当你因心理问题寻求帮助时，找一个你信任并且感到舒服的地方，并且尽量找女医生或者女性支持组织的心理健康专业人士，这样会感到心里踏实些。

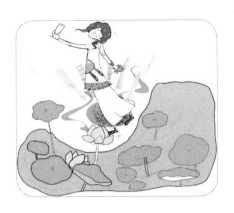

如果你认为没有改善，不要轻易放弃治疗，继续尝试；如果坚持一段时间后还是没有好转，可以尝试找其他医生，采取其他治疗方法等。

如果接受小组治疗，可加入和你有相同年龄、种族、信仰、文化背景的治疗小组，或者和你说同样语言（方言）的小组。

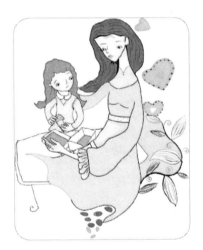

（2）治疗方案要依据你面临的问题类型而定，可以是一对一的谈话治疗；也可以参加小组治疗，和其他有类似问题的人一起接受治疗；必要时可以用药物帮助控制症状；严重时需要同时采取用药和心理咨询治疗。对多数人来说，联合治疗比使用单一治疗方法效果更好。

亚 太 经 合 组 织（Asia-Pacific Economic Cooperation，APEC）倡导的性别智慧工作场所（Gender-Smart Workplace）的5个核心内容包括：同工同酬、工作场所安全与健康、工作与家庭的平衡、工作场所健康文化和女性领导力。

第三章 性与生殖健康

女性的一生要经历几个特殊的生理时期，月经期、孕产期、哺乳期、围绝经期（更年期）等，这些时期的女性更加脆弱，其中有些时期容易面临生殖健康问题。女性承担着生育下一代的责任，生殖健康问题不仅关系自身，还关系到下一代的健康。

职业女性的生殖健康问题十分突出，主要表现为月经异常、妇科疾病、不孕、生殖系统恶性肿瘤等，需要加强自我管理。

（一）女性生殖系统的基本特点

女性的主要生殖器官是子宫、卵巢和输卵管。

这些组织器官在很大程度上，是由脑和脑垂体生成激素控制的。这些激素调节月经周期、妊娠以及泌乳，调节生殖发育，以及为受精卵着床做准备。雌激素和孕激素由卵巢产生，有助于维护心脏、骨骼、肝和许多其他组织的健康；孕期胎盘产生的激素（绒毛膜促性腺激素），是母体怀孕的信号。

在青春期时，女性开始经历月经周期，这使得女性的一侧卵巢每月排出 1 个卵子。成熟的卵子从卵巢释放到输卵管中，在那里它可能与围绕在其周围的许多精子中的 1 个受精。

如果卵子没有受精，它会凋亡，在体内存留 2 周后，通过月经排出体外。然后，该过程在新的月经周期再次开始。

如果卵子受了精，受精卵沿着输卵管移动 1 周的时间到达子宫，在此着床于子宫壁。在子宫和新发育的胎儿之间，形成了 1 个叫胎盘的特殊组织。胎盘将氧气和营养由母体传送给胎儿。

孕早期是胎儿主要器官的形成期，孕中期和孕晚期神经系统发育，各器官逐渐成熟，胎儿生长迅速。

（二）不可忽视月经异常

1.月经异常的表现

（1）月经稀少：月经周期超过 35 天。

（2）月经频发：月经周期短于 21 天。

（3）月经过多：月经量过多，大于 80mL。

（4）月经过少：月经量过少，小于 5mL。

（5）经期延长：月经持续时间大于 7 天。

（6）经期缩短：月经持续时间小于 3 天。

（7）月经周期不规则：月经周期有时长有时短，没有规律。

（8）月经间期出血：在 2 次正常月经之间的少量出血。

（9）痛经：经期前后出现的下腹部或腰骶部疼痛，严重者可出现剧痛、昏厥。

（10）闭经：超过 16 周岁尚未月经来潮，或月经中断超过 6 个月以上。

（11）经前期紧张综合征：在月经前期出现的一系列不适症状。

2. 为什么会发生月经异常

（1）避孕方式不当，如频繁使用紧急避孕药等。

（2）生殖器官炎症。

（3）流产或异常妊娠。

（4）子宫内膜异位，干扰生殖器官的正常功能。

（5）子宫肌瘤，肌间和黏膜下的子宫肌瘤可引起月经过多。

（6）经期受寒冷刺激。

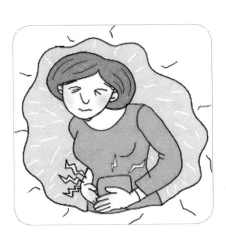

（7）药物（如抗生素等）、吸烟、熬夜、工作压力大、体重改变过快等，都可影响雌激素水平，进而导致生理周期改变。

3. 月经异常的危害

（1）长期月经过多或不规则出血，可能导致失血性贫血。

（2）原有的妇科疾病会加重。

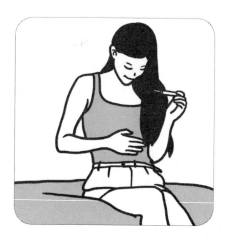

（3）月经失调者可能因黄体功能不全或不排卵等问题，导致不孕。

（4）多毛、痤疮、肥胖，常见于多囊卵巢综合征患者（体内雄激素水平升高）。

（5）可出现明显的皮肤改变，如色斑、松弛、晦暗无光、毛孔粗大、粗糙等。

（6）可引起皮疹、子宫内膜异位症、宫颈炎、偏头痛，从而影响女性的正常生活。

4. 经前期紧张综合征

经前期紧张综合征是指在月经前期反复发生的身体和精神等方面的症候群，通常在月经期前7～14天出现，如头疼、乳房胀痛、疲劳、紧张、全身乏力、抑郁或易怒、烦躁、失眠、盆腔沉重感、腹痛、腹泻、腰背痛等症状，来月经以后，症状会自然消失。

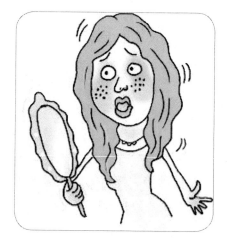

实际上，90% 的女性在月经前有生理上、精神上以及行为上的反应，但只有明显影响日常生活的才称为经前期紧张综合征。

经前期紧张综合征主要靠自我放松、调整自己的工作状态、调节紧张情绪、积极乐观地对待生活等方法来缓解，严重时可求助医生。

5. 闭经的预防

闭经分为原发性闭经和继发性闭经，大多数闭经属于继发性闭经，是可以预防的，具体方法如下：

（1）避免意外怀孕，减少宫腔手术。

（2）在分娩时要防止产时、产后大出血。

（3）闭经与精神应激关系密切，注意调节紧张、压抑、急躁的情绪。

（4）饮食遵循一定的原则，避免高脂饮食，也不宜过分节食减肥。

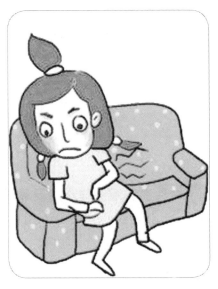

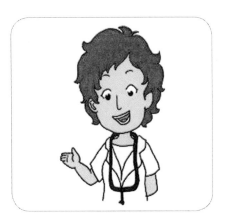

（5）经期尽量避免过食生冷、贪凉，避免长时间冷水或低温作业。

（6）及时治疗导致闭经的疾病，如妇科炎症、糖尿病、肾上腺及甲状腺疾病。

（7）日常生活及工作中应注意劳逸结合，加强营养及锻炼，增强体质。

6.月经异常需要做哪些医学检查

（1）到医院检查时应提供详细的病史资料，以助查找原因。

（2）最好做一次全面体格检查，以了解有无严重的全身性疾病。

（3）盆腔检查，以了解生殖器官有无畸形、肿瘤或炎症。

（4）如有其他疾病，需要通过辅助检查加以诊断，如 B 超、子宫颈细胞学检查、子宫内膜病理活组织检查、内分泌激素测定、X 线检查和子宫碘油造影、宫腔镜检查等。

（三）阴道炎的症状与自检

女性生殖系统的炎症是最常见的妇科疾病，又称生殖道感染（reproductive tract infections，RTIs）。RTIs 的感染途径有内源性和外源性 2 类：长时间、大剂量应用抗生素后，由于阴道内菌群失调导致的霉菌性阴道炎和细菌性阴道炎，属于内源性感染；由于个人卫生习惯或医疗卫生条件不良所致的生殖道感染属于外源性感染。

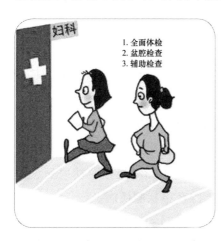

1.病因

阴道炎是由于阴道内致病菌感染引起，每种不同的阴道炎都有不同的致病菌。日常生活中可引起阴道炎的原因主要有：不注意个人卫生、大量使用抗生素、长期使用避孕药、使用洗剂过度清洁阴道等。

2. 主要症状

阴道炎的主要症状有：白带增多，外阴有不同程度的瘙痒、灼热或疼痛感，急性期常伴有发热；合并尿路感染时可有尿频、尿急、尿痛等。

不同类型的阴道炎白带的性状有所不同。

（1）霉菌性阴道炎：白带呈豆腐渣样。

（2）滴虫性阴道炎：白带呈乳白色或黄色，有时为脓性呈泡沫状、有臭味，严重者有血性白带。

（3）细菌性阴道炎：白带呈灰白色、稀薄、泡沫状。

（4）老年性阴道炎：白带色黄呈水状，严重时呈脓性、有臭味。

（5）非特异性阴道炎：阴道分泌物增多，呈脓性、浆液性、有臭味。

3. 并发症

如不及时治疗，阴道炎会导致宫颈炎、盆腔炎、附件炎等生殖器官炎症，严重者可导致不孕等。

4. 治疗

阴道炎的治疗方法主要有：口服用药，有时需要夫妻双方同时用药；外用药膏，常用于治疗霉菌性阴道炎、阴道炎的外阴痒痛。

5. 学会自测与自查是关键

生殖系统问题对于女性来说往往难于启齿，学会自我检查是

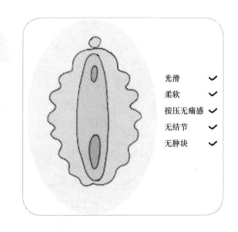

光滑 ✓
柔软 ✓
按压无痛感 ✓
无结节 ✓
无肿块 ✓

预防生殖系统疾病的关键，及早发现、及早治疗可以取得良好的效果。

（1）用眼看。观察白带和经血的颜色深浅、清浊、稀稠等情况，正常白带是清白颜色的稀薄液体，经血应为鲜红色或浅红色，如出现异常应怀疑有炎症。

（2）用鼻闻。闻一下分泌

物、经血或外阴部散发出的气味。正常气味是清淡的腥味、汗酸味或无味，如果出现了腥臭味、腐臭味或特殊气味，就要注意了。

（3）用手触。将手洗干净，用食指和中指 2 个指头的指腹，从阴阜部位开始，自上而下按触外阴直至肛门。正常的感觉是光滑、柔软、无痛感，反之则可能有炎症或其他疾病。

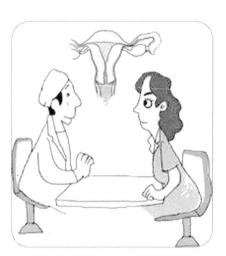

（四）子宫内膜炎会不会影响生育

1. 病因

子宫内膜炎的病因一般包括：流产或产褥感染，子宫腔内上避孕环，子宫颈扩张，诊断性刮宫或宫颈电灼、激光、微波等物理治疗以及性病等病原体感染等。此外，子宫内膜息肉、子宫黏膜下肌瘤等也可引起子宫内膜炎。

2. 主要症状

子宫内膜炎的主要症状为：发热、下腹痛、白带增多，有时白带为血性并伴有恶臭，慢性子宫内膜炎还有月经过多、下腹痛及腹胀明显等问题。

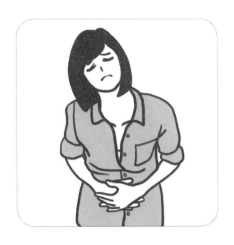

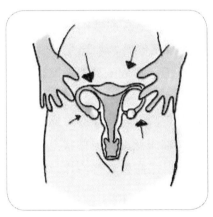

3. 治疗

子宫内膜炎的对症治疗应用广谱抗生素和甲硝唑；还要消除发病诱因，如摘除避孕环、清除子宫腔残留的胎盘组织、子宫内膜息肉等；子宫内膜炎急性期应禁止性生活。

4. 预后

单纯的急性子宫内膜炎一般治愈后对生育影响不大，但少数人可形成子宫内膜粘连，可能会影响生育功能，如发展为输卵管炎、盆腔炎或演变为慢性子宫内膜炎，就会影响生育健康。

（五）慢性宫颈炎的预防与治疗

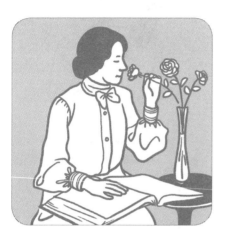

当你去医院做妇科检查时，有些医生会在病历上记录"X 度宫颈糜烂"，你可能会纳闷："宫颈糜烂"不是一种疾病，为什么医生还会这样写？这种情况许多女性遇到过，所以有必要介绍一下什么是"宫颈糜烂"。

"宫颈糜烂"实际上是宫颈柱状上皮外翻，形状如同糜烂面。进入青春期以后，女性体内雌激素上升，子宫颈管内的柱状上皮对雌激素敏感，加速生长，长出宫颈外口，使得柱状上皮裸露于宫颈口外面，形成一种看似糜烂样的外观。

医生在病历上记录的"X 度宫颈糜烂"，只是一种形态描述，不是一种诊断，并不说明宫颈有病变，没有临床意义；当柱状上皮外翻部位（即所谓的"糜烂面"）出现病变时，才需要进行治疗。"宫颈糜烂面"最常见的一种病变是慢性宫颈炎。

1. 慢性宫颈炎的表现

（1）下腹或腰骶部：疼痛，月经期、排便或性生活时加重。

（2）白带：增多，常为黏稠或脓性的黏液，或带血丝。

（3）膀胱及肠道：尿频或排尿困难，有的可表现为大便时疼痛。

（4）其他：月经不调、痛经、盆腔沉重感等。

2. 预防与治疗

当你的病历出现"X度宫颈糜烂"时，你要注意区分是生理性"宫颈糜烂"还是病理性"宫颈糜烂"。生理性"宫颈糜烂"无须特殊处理；而病理性"宫颈糜烂"则表明宫颈柱状上皮外翻部位出现了病变，如发展为宫颈炎、宫颈癌前病变、宫颈癌等，就需要做进一步的检查或者治疗，如有炎症则按照宫颈炎进行治疗，主要有两类治疗方法，即阴道用药与物理疗法。

阴道用药只适用于症状轻的宫颈炎患者；严重者，要以物理疗法为主，如激光、电熨、冷冻、微波等。

"宫颈糜烂"这样的描述在今后的医疗实践中会逐渐消失，而需要关注的是慢性宫颈炎的预防：避免不洁性行为、合理使用阴道冲洗液、科学避孕，避免人流、诊断性刮宫等手术，预防性病和性传播疾病。

（六）错误的避孕方法可导致避孕失败

生育年龄的女性，正常情况下在 2 次月经之间的间歇期会排出卵子，在没有采取避孕措施的情况下过性生活，卵子就有可能与精子结合，发育成胚胎，在子宫着床，于是就怀孕了。

以人为的方法采取一些措施阻断卵子和精子相遇、结合、着床等过程称为避孕。正确的避孕方法可以让女性避免怀孕。

很多女性因避孕方法错误导致避孕失败，一次又一次的怀孕和人工流产使自己的身心健康受到严重的损伤。

避孕失败的主要原因有：

（1）安全期避孕：女性的排卵时间是一个时间段，而不是某个确定的时间点，很难准确推断，而且容易受各种因素影响而变化。如果月经周期不准，推算安全期就更困难。即使是月经规律的人，排卵也未必十分规律，有可能提前或推后。性兴奋也可能导致提前排卵。

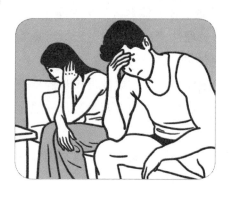

（2）体外射精：这种避孕方式不可靠，高度紧张时射精的时机往往很难把握。

（3）避孕套使用不当：避孕套的正确使用方法应该是在进行性生活前就戴好，但是很多人不喜欢戴避孕套，在射精前一刻才佩戴，其结果就如体外射精一样。

（4）避孕环移位：上环是避孕成功率较高的一种避孕方法。避孕环应该放置在子宫腔内，防止受精卵着床。有的人上了环后，月经量多，将避孕环冲移到宫颈口或其他地方，就起不到避孕效果。另外，避孕环尺码的大小也会影响避孕效果。

（5）短效避孕药受潮失效或漏服：避孕药受潮后糖衣溶解，导致药物成分脱落，服后起不到作用，导致避孕失败。

短效避孕药需要按周期每日服用，连续一段时间，服用过程中如果漏服，容易导致意外怀孕。

一般来说，短效避孕药必须从月经来潮的第五天开始，每晚服用1片，连服22片，不得中断。如果漏服，应在12小时内补服1片。

（6）抗生素消减避孕药的药效：服用紧急避孕药时，如果同时服用消炎药，会影响避孕效果。

（七）减少感染机会，预防盆腔炎

女性的子宫、卵巢、输卵管位于盆腔，这些部位如果有炎症往往会波及周围的组织及盆腔腹膜引起炎症，即盆腔炎。

1. 引起盆腔炎的因素有哪些

（1）子宫的创伤，如分娩、流产或剖宫产后，机体抵抗力下降或手术消毒不严，使细菌病毒通过破损部位进入子宫、卵巢和输卵管。

（2）经期不注意卫生或进行经期性生活等，都会导致各种病原体感染，经阴道上行到子宫等生殖器官。

（3）放置宫内节育器、进行宫颈扩张术及刮宫术都会使局部发生炎症的机会增加。

2. 盆腔炎有急性和慢性 2 种

急性盆腔炎的常见症状有高热、寒战、头痛、食欲不振、下腹疼痛、腰酸、白带增多且呈脓性并有臭味等，有腹膜炎时可出现恶心、呕吐、腹胀、腹泻的症状；炎症刺激泌尿道可出现排尿困难、尿频、尿痛的症状；炎症刺激直肠可出现腹泻和排便困难等症状。

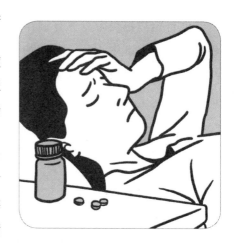

慢性盆腔炎除月经异常和白带增多外，还有低热、疲乏、下腹部坠胀、疼痛及腰骶部酸痛等症状，有时伴有神经衰弱，如精神不振、全身不适、失眠等。

3. 盆腔炎的自我评测

如果有如下症状中的 2 项或 2 项以上，且常在劳累、性生活后、月经前后加重，就要警惕盆腔炎的可能。

（1）畏寒、发热、头痛。

（2）腰酸背痛、白带增多、尿频。

（3）食欲缺乏、恶心、呕吐、腹胀、腹泻。

（4）易感疲乏，有精神不振、周身不适、失眠等神经衰弱症状。

4. 盆腔炎的预防

预防盆腔炎要注意经期卫生，避免经期性生活；尤其在自然分娩、剖宫产和人工流产后要注意卫生，避免过早开始性生活。

（八）不孕那些事

生育困难是当今世界普遍存在的一个问题，而且存在逐年加重的趋势。职业人群中1年不孕率约占20%，也就是说，每10对夫妇中约有2对不能生育。1年不孕者，每7对夫妇中约有1对会去医院做检查和治疗。

1. 生育力为何下降

（1）环境污染。大环境的恶化、家庭过度装修、工作环境中的多种有害因素等，都会影响生殖健康。

铅、汞、镉等重金属暴露，可干扰下丘脑-垂体-卵巢轴的神经内分泌功能，影响性激素的分泌和调节，给生育力带来不良影响；苯、丙酮等有机溶剂与不孕有关，可导致女性生殖系统发育障碍、子宫内膜异位症、月经紊乱以及生育力下降等生殖损害；某些电磁辐射、噪声、振动和高温等物理因素可对卵巢轴神经内分泌功能产生不可逆损伤，导致月经紊乱、闭经、子宫损伤，增加流产和不孕的风险。

（2）工作与生活压力。面对各种复杂的职业环境与人际关系，家庭与工作之间的矛盾冲突，女性往往感到压力很大，这种压力能通过影响神经内分泌系统，影响生育力。压力越大的职业，应对压力能力较弱的女性，更容易出现生育健康问题。

（3）不良行为与生活习惯。吸烟、喝酒、长期熬夜、生活不规律、夜生活过多等不良行为与生活习惯可以影响女性生育健康；还有很多女性因意外怀孕而流产，反复流产对子宫有严重损伤，容易引发感染和其他生殖系统疾病，导致不孕。

（4）疾病因素。家族的疾病史、配偶自身的疾病都可以影响生育健康。如患糖尿病、甲状腺疾病、精神疾病、恶性肿瘤等的家庭成员需要长期服药，也可影响生育力。

（5）遗传因素、基因突变、配偶因素、应激事件，以及其他不确定因素也可能影响生育力。

2. 对待不孕要抱有科学和理性的态度

（1）先评估与调整自身状态，远离不良生活方式与习惯，远离污染与有害因素，远离压力与焦虑。

（2）检查生殖系统有没有相关的疾病，排查病因，有病治病，无病防病。生殖系统疾病是导致不孕的重要原因，对待月经异常、妇科疾病等小毛病也不可掉以轻心，要尽早治疗。

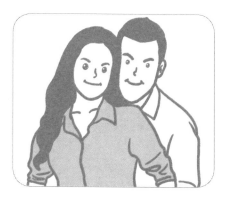

（3）排查有没有家族病史，有没有遗传性疾病，有没有导致基因突变的因素。

（4）要正确对待不孕这件事，放松心情，保持乐观开朗的心态，像爱护孩子一样爱护自己的身体，让自己的身体恢复到平衡状态，通过人体自身的调节作用恢复生育力。

（5）最后，现代辅助生育手段越来越成熟，在上述的办法无法解决问题的情况下，再去尝试采用试管婴儿、人工授精等辅助生育手段。

（九）怀孕前后服药须谨慎

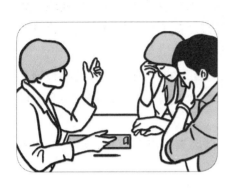

十月怀胎，孕期是一个漫长的过程，孕妇可能会感冒、生病、受伤，也可能会接触到一些有害因素，或者遇到意外事件。一旦遇到以上情况，需要打针吃药怎么办？要尽量在医生的指导下选择对胎儿无害的药物。

孕期要慎用以下药物。

1. 反应停（沙利度胺）

20 世纪 50 年代至 60 年代初期，反应停在全世界广泛使用。反应停能够有效地阻止女性怀孕早期的呕吐，但也妨碍了孕妇对胎儿的血液供应，导致大量畸形儿出生，美国、荷兰和日本等国，由于服用该药物而诞生了 12 000 多名形状如海豹一样的婴儿。这种婴儿手脚比正常人短，甚至没有手脚。

自 20 世纪 60 年代起，反应停就被禁止作为孕妇止吐药物使用，但在严格控制下仍可用于治疗某些癌症、麻风病等。

2. 利巴韦林（病毒唑）

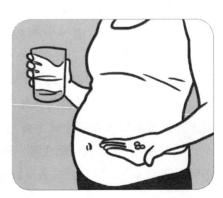

有些女性患者，怀孕早期在不知情的情况下，口服或注射利巴韦林治疗感冒。

利巴韦林已证实有致畸作用，药品说明书也有明确标注：

孕妇禁用。即使接触低至1%的治疗剂量也会有致使胎儿畸形的可能性。利巴韦林在体内代谢清除需要数周时间，对早期胎儿发育影响持久，致畸风险大。

3.复方磺胺甲噁唑片

复方磺胺甲噁唑片为磺胺类抗菌药，是磺胺甲噁唑（sulfamethoxazole，SMZ）与甲氧苄啶（trimethoprim，TMP）的复方制剂，是一类常用的广谱抗生素。

孕妇及哺乳期妇女禁用复方磺胺甲噁唑片。

4.四环素类抗生素

四环素类抗生素包括四环素、土霉素、金霉素、甲烯土霉素、强力霉素、二甲胺基四环素等，广泛应用于多种细菌、立克次体、衣原体、支原体感染的治疗。

四环素类抗生素主要经肾脏排出体外。胎儿的肾脏结构于妊娠36周已基本发育成熟，但和成人相比还有很大差距。肾小球滤过面积和肾小管容积都相对不足，所以四环素在胎儿体内排泄较慢，易累积而导致中毒。

妊娠5个月以上的孕妇使用这类药物时，子代可出现乳牙荧光、变色、牙釉质发育不全、畸形和生长抑制等情况，还可出现心脏畸形、先天性白内障、肢体短小和缺如（如缺四指）以及囟门隆起、死胎等。

另外孕妇在妊娠期间静脉大剂量（每日超过1～2g）应用四环素可对胎儿造成严重的肝损害，严重者会导致其死亡。

5.其他

此外，多种抗结核药物、抗肿瘤药物、治疗精神疾病等的药物，孕妇是禁止服用的。

有人认为中药比较安全，这种观点是错误的。由于中药有效成分十分复杂，没有经过准确的提炼，容易产生副作用，所以孕妇使用中药要十分谨慎。如果确实需要看中医，请到正规的中医院，切勿找"民间郎中"诊治。

为了宝宝健康，请牢记孕期不要服用对胎儿有害的药物。如果在不知情的情况下服用了某些药物，请到专业医院做评估，或进行早期筛查。

除了药物，孕妇还应当避免接触其他可能对胎儿造成不良影响的有害因素。

（十）乳腺癌的致病因素和早期信号

乳腺癌是全球女性人群中发病率最高的癌症，也是我国女性的第一大恶性肿瘤，且近年有明显的年轻化趋势。

1. 乳腺癌的致病因素

（1）受环境和饮食环境内分泌干扰物污染，长期不规范地口服雌激素，致癌性 RNA（核糖核酸）病毒侵入。

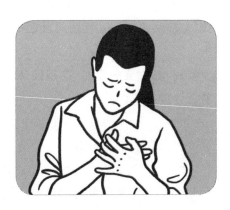

（2）具有乳腺癌家族病史的女性，可能有基因 BRCA1 ［breast cancer（type）1，乳腺癌 1 号基因］/BRCA2（乳腺癌 2 号基因）突变，罹患乳腺癌的风险明显增高。

（3）高脂肪饮食破坏女性内分泌环境的平衡，可引发良性乳腺增生；体重超标也可增加罹患乳腺癌的概率。

（4）不良生活习惯与嗜好，如吸烟、饮酒、夜生活过度等。

（5）佩戴乳罩过早或过紧，或过量使用丰胸产品与化妆品等。

（6）精神压力过大：紧张焦虑、孤独抑郁、悲哀忧伤和急躁恼怒等情绪，易导致神经内分泌系统功能失调。

（7）常接触空气清新剂、杀虫剂、除霉产品。

（8）接受高水平的电离辐射，尤其是胸部接受过多放射线照射。

一旦出现乳房凹陷、乳房变红、乳头凹陷、乳房肿块、乳头分泌异物、乳房溃烂、背部疼痛、乳头发痒等症状，女性应提高警惕，防范乳腺癌的发生。

2. 乳腺癌的症状和体征

乳腺癌肿块的特征是：单个，不痛，形态多不规则而偏于圆形或椭圆形，活动度小，生长迅速，凹凸不平，与周围正常组织无明确界限，质地坚硬。

（1）乳腺皮肤改变，乳腺酒窝、橘皮或铠甲状变化是乳腺癌的信号。

（2）乳房轮廓改变，两侧乳房不对称，局部突出或凹陷。

（3）乳头变化，包括乳头溢液，乳头回缩、脱屑、糜烂、溃疡、结痂等改变。乳头、乳晕的皮肤颜色由浅红色到深红色，伴有皮肤水肿、增厚，表面温度升高。乳头及乳晕部瘙痒、皮疹，则提示有乳头湿疹样乳腺癌变的可能。

（4）腋窝、锁骨上淋巴结肿大，有时感到腋窝内有挤压感。

（5）不明原因的骨痛、腰痛、腹胀、上腹肿块、贫血和消瘦等。

（6）腺体增厚，触摸乳腺时感觉某处组织比周围稍厚；尤其是中年女性，长期存在腺体增厚或逐渐增大时，癌变的可能性较大。

3. 乳腺癌的检查

（1）乳腺 X 线摄片。

（2）超声显像检查。

（3）近红外线扫描。

（4）CT（computed tomography，计算机断层扫描）检查：可用于乳腺病变活检前定位。

（5）肿瘤标志物检查：癌胚抗原（carcino embryonic antigen，CEA）、铁蛋白、单克隆抗体检查等。

（6）乳腺活体组织检查。

4. 保护乳房，预防乳腺癌

保护乳房，预防乳腺癌，可以从以下几个方面做起：

（1）保持心情舒畅，减轻工作和生活压力。

（2）养成良好的饮食与行为习惯。

（3）定期体检并及时治疗乳腺疾病。

（4）在医生指导下使用雌激素。

（5）未来有生育需求者尽量不要采用口服避孕药避孕。

（6）乳癌症筛查中发现异常的，及早采取预防措施。

（7）有乳腺癌家族病史的女性可考虑做基因监测。

（十一）卵巢癌发病隐秘须注意

1. 卵巢恶性肿瘤有 2 种：原发性卵巢癌和继发性卵巢癌

90% 以上的卵巢癌是原发性的。原发性卵巢癌是由于卵巢内的细胞发生病变，发展成为肿瘤，继续恶化而形成的。继发性卵巢癌是胃癌或乳癌等其他器官癌细胞转移到了卵巢，从而引发卵巢癌。

卵巢的大小如大拇指，当罹患癌症时，往往没有明显症状，等患者察觉时往往已错过最佳治疗时机。

卵巢癌分为不容易转移型和容易转移型。不容易转移型卵巢癌在卵巢变大后，在下腹部能摸到肿块，或挤压膀胱或直肠会造成尿频或便秘；容易转移型卵巢癌则很容易转移到腹膜上，造成腹膜炎。

2. 高危因素

（1）肥胖。
（2）子宫内膜异位症。
（3）骨盆内炎症。
（4）没有生育经历。
（5）多囊卵巢综合征。
（6）直系亲属中有人患卵巢癌。
（7）使用过排卵诱发剂或激素补充治疗。

3. 检查流程

卵巢癌的检查流程包括问诊、触诊、超声检查、血液检查、MRI（magnetic resonance imaging，磁共振成像）检查或CT检查、细胞学检查等。

（1）问诊：询问月经周期、妊娠、生育史和症状等，初步掌握病人状况。

（2）触诊：通过触诊来观察卵巢和子宫部位有无肿胀及其大小和位置。

（3）超声检查：将超声波器具放入阴道内来检查卵巢和子宫的状况，并确认卵巢肿瘤的大小和位置。

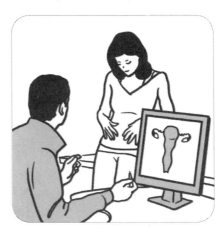

（4）血液检查：检查若干肿瘤标本，判断肿瘤是良性还是恶性。

（5）MRI检查或CT检查：进一步确认肿瘤的大小、位置、性状，检查有无腹水，与周围脏器的关系及有无转移等。

（6）细胞学检查：如果腹腔有积水，应采集腹水检查有无癌细胞。

4.治疗

（1）Ⅰ期：卵巢癌有时发生在一侧卵巢，有时两侧同时发生。发病初期可以摘除患病部位一侧的卵巢和输卵管。但在一般情况下，需要同时摘除两侧的卵巢和输卵管、子宫和大网膜，有时需要切除淋巴结。

（2）Ⅱ期：除了卵巢，癌细胞扩散至子宫和输卵管等部位，必须摘除两侧的卵巢和输卵管、子宫、大网膜和淋巴结，手术后需化疗。

（3）Ⅲ期：除了卵巢、输卵管和子宫，癌细胞扩散至下腹部各处，必须摘除两侧的卵巢和输卵管、子宫、大网膜和淋巴结，手术后需化疗。

（4）Ⅳ期：除了卵巢、输卵管、子宫和腹腔，癌细胞还扩散至肺脏和肝脏等器官，此时需要彻底手术并化疗。

（十二）子宫内膜癌的高危因素

1.高危因素

（1）身体肥胖。

（2）闭经前后。

（3）绝经年龄较晚。

（4）没有生育经历。

（5）患有糖尿病和高血压。

（6）直系亲属中有人患乳腺癌或大肠癌。

（7）乳腺癌治疗期或围绝经期不规范使用激素治疗。

40 岁以后女性子宫内膜癌患病概率增高，要定期检查。

2. 主要症状

（1）排卵不规律可增加子宫内膜癌的发生概率。子宫癌包括子宫颈癌和子宫内膜癌。子宫内膜癌是子宫内膜细胞病变引起的恶性肿瘤，占子宫癌的 30% ～ 40%。

子宫内膜在每个月的月经周期内剥落排出，发生癌症的概率较小。但如果排卵不规律，或者不来月经，病变的细胞就有可能停留在子宫，增加子宫内膜癌的发生概率。

（2）突发持续出血，然后又突然停止。没有前兆地突然持续性出血，然后又突然停止，这是子宫内膜癌的典型症状。患者可出现白带异常，脓状、恶臭，还可能出现排尿疼痛、困难，性交困难，下腹疼痛等症状。

3.检查流程

子宫内膜癌的检查流程包括问诊、触诊、超声检查、细胞学检查、活体组织检查、MRI 检查或 CT 检查。

（1）问诊：询问月经周期、妊娠、生育的经验和症状等，初步掌握病人状况。

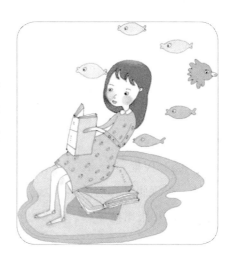

（2）触诊：通过触诊来观察阴道和子宫有无异常。

（3）超声检查：将超声波器具放入阴道内来检查子宫内部，观察内膜情况，当内膜增厚时可能有异常，同时要检查卵巢。

（4）活体组织检查：在细胞学检查中发现疑似癌细胞时，用细长的匙状器具刮取子宫内部组织并在显微镜下进行分析，判断癌的种类。

（5）MRI 检查或 CT 检查：在前几项检查中判断为癌症时，要进行图像检查来观察癌的扩散范围及其与周围脏器的关系。

4. 治疗

（1）0 期：经期出血时间变长，白带稍有增多。切开腹部摘除子宫、卵巢、输卵管，如果有怀孕需求，可采取子宫内膜搔刮术和激素疗法。

（2）Ⅰ期（分 a、b、c 期）：出血时间延长，分泌茶色白带。a 期同 0 期；b、c 期，除了要摘除子宫、卵巢、输卵管，还要摘除淋巴结。

（3）Ⅱ期（分 a、b 期）：出血延长外，还伴有白带恶臭，有腰疼。摘除子宫及周围组织，必要时需要同时进行放射线治疗和服用抗癌药。

（4）Ⅲ期（分 a、b、c 期）：除上述症状，持续分泌茶色或掺有血丝的白带，患者可发高烧，出现贫血。一般没有手术机会，如果手术需广泛地摘除子宫及周围组织，必要时需要同时进行放射线治疗和服用抗癌药。

（5）Ⅳ期（分 a、b 期）：症状与Ⅲ期相似，出现恶臭的茶色白带，出现腹痛和腰痛等症状。如手术效果不好，可安慰性地进行放射线治疗和服用抗癌药。

（十三）宫颈癌无法治愈但可预防

一代天后梅艳芳因患宫颈癌去世，而梅艳芳的姐姐梅爱芳也死于宫颈癌，著名演员李媛媛因宫颈癌去世时年仅 41 岁。

这些明星的早逝令许多女性十分恐惧和担忧，可是大家是否知道：宫颈癌是目前唯一病因明确、可以预防的癌症？

1. HPV 是元凶

宫颈癌的发病与 HPV（human papilloma virus，人乳头瘤病毒）感染有关。目前已知的 HPV 超过 100 种，其中 16 种为高危 HPV 类型，16 型、18 型、31 型、33 型、45 型病毒是常见的高危 HPV，尤其是 16 型和 18 型是 70% 宫颈癌的元凶。HPV 主要通过性行为传播。

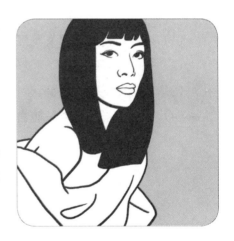

2. 宫颈癌由什么途径传播

（1）性传播途径。
（2）间接接触：通过接触感染者的衣物、生活用品、用具等。
（3）母婴传播。

3. 宫颈癌早期没有明显征象

宫颈癌只有发展到一定程度，才会出现相关症状，如阴道流血，尤其在性生活后及大便时出血，中老年女性绝经后出现阴道出血，阴道排出淘米水样或脓样带血的恶臭分泌物等。

一旦出现以上症状，可能已错过手术治疗的最佳时机。

4.医学检查

宫颈癌的医学检查包括宫颈涂片、阴道镜检查、阴道细胞学检查、荧光素检查、荧光显微镜检查、CT 检查及肿瘤生化检查等。

5.预防手段

（1）定期体检，及早发现癌前病变。
（2）HPV 检测。
（3）染色体或基因监测。
（4）高危人群应接种预防宫颈癌的 HPV 疫苗。

（十四）女性性生活的禁忌

生活中夫妻吵架似乎很难避免，有些夫妻在吵完架后，想通过性生活缓和两人关系。和男性相比，女性的负面情绪往往持续时间较长。在吵架后的短时间内，被动的性生活会让女性产生恐惧心理，出现阴道干涩、疼痛不适，长此以往可发展为性冷淡。因此，过性生活时要注意以下几点。

（1）患有传染性疾病的人，尤其是患有性病、艾滋病的人，应先控制病情，并采取有效保护措施。

（2）患有某些严重器质性疾病的人，不可勉强过性生活，如肝肾疾病急性期，性生活过度消耗体力可加重病情。

（3）过度疲劳的时候不可过性生活，否则会因为体力消耗过度而损害健康。

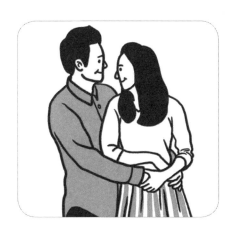

（4）生育年龄的女性喝酒之后不要过性生活，以免受孕危及胎儿健康。

（5）环境条件恶劣的情况下不要性交，否则容易患上感染性疾病，也可能会因此落下不好的印象，破坏性生活的美好记忆。

（6）女性特殊生理期（月经期）、流产手术后至少30天内不可性交，产后应禁性生活1～2个月。此阶段女性抵抗力减弱，有创口，容易受病原体感染而损害健康。

（7）饱食后或饥饿时不宜过性生活，因为饱食使肠道充盈并充血，大脑及其他器官相对供血减少；饥肠辘辘时，人的精力和体力下降，达不到性满足。

（8）精神过度紧张时不要过性生活，紧张状态下女性阴道分泌物少，不能起到润滑作用，会加剧阴道的疼痛，使女性产生不快或恐惧心理。

（9）夫妻争吵以后或心情不愉快的时候不可勉强过性生活，以免产生厌恶之感，影响以后的性生活质量。

（十五）生完宝宝后多久可以恢复性生活

在分娩过程中，产妇的生殖器官会受到或轻或重的损伤，加之产后要排出恶露，需要较长时间的恢复。因此，恢复性生活需要一个较长的过程。如果过早开始性生活，可能会引起生殖系统感染和性生活不协调。

1. 生殖系统感染

产后子宫出血、水肿、宫颈管变宽，直到产后 10 天左右宫颈口开始关闭，而胎盘附着处的子宫内膜在正常情况下需要 6～8 周才能愈合。

产后大多数女性身体虚弱、抵抗力下降，过早恢复性生活容易引起细菌感染，影响子宫内膜创面的愈合，延长恶露的排出时间，引起阴道炎、子宫内膜炎、盆腔炎等妇科疾病。

2. 性生活不和谐

刚刚分娩后的女性，体内雌激素水平较低，阴道黏膜平坦、皱襞少，性兴奋启动慢，阴道分泌物少，阴道内干涩且弹性差，易损伤，易发生阴道撕裂并造成大出血。

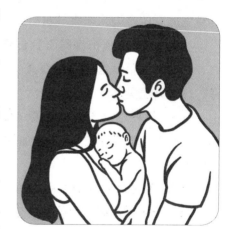

如果存在会阴或阴道裂伤、宫颈撕裂、会阴侧切术，过早开始性生活时会造成疼痛、出血及器官损伤，影响伤口愈合，而给夫妻双方留下不良记忆，影响以后的性生活质量。

3. 产后性生活要逐步恢复，循序渐进

产后 6 周内严禁性生活。一般来说，产后 2 个月后可以适当开始性生活。

剖宫产的产妇需要更长的时间来恢复，一般需要 3 个月左右才能开始性生活，因为剖宫产除了腹部的切口之外，子宫上的伤口也需要

一段时间的愈合。

恢复性生活时动作要轻柔、温和，不能激烈、快速，要做好避孕措施。

（十六）艾滋病传播的高危行为

艾滋病（acquired immunodeficiency syndrome，AIDS）即"获得性免疫缺陷综合征"。艾滋病是由艾滋病毒引起的，艾滋病毒又称为人类免疫缺陷病毒，简称HIV（human immunodeficiency virus）。

艾滋病检测时间分为3个阶段：高危行为后，在检测窗口期（2～6周），检测为阴性可排除感染的准确率为97%；6周到3个月，检测为阴性可排除感染的准确率为99.99%；3个月之后，检测为阴性可排除感染的准确率为100%（只有极少的人会在前2个阶段检测为阴性，而在这个阶段检测为阳性）。

艾滋病传播的高危行为主要有以下几种。

（1）通过母婴途径传播的高危行为有：艾滋病病毒阳性的女性怀孕并生育；艾滋病病毒阳性的母亲哺乳也可能会引起孩子的HIV感染。

（2）通过性途径传播的高危性行为有：未采取任何保护措施的性行为，如没有保护性交、多个性伙伴等。

（3）通过血液途径传播的高危行为有：与他人共用针头静脉注射吸毒；与他人共用注射器或共用其他可以刺破皮肤的器械；使用未经检测的血液或是血制品。

其他可能引起血液感染的途径，如被用于文身、理发、扎耳洞、美容、修脚等未消毒的工具扎伤；与其他人共用刮脸刀、电动剃须刀、牙刷；外伤及打架斗殴引起血液接触；救护伤员的时候，救护者破损的皮肤接触伤员的血液，并确认后者已被HIV感染。

（十七）艾滋病的症状与治疗

1. HIV 携带者

当人体感染了 HIV 后，自己感觉不到，血清中也检测不出 HIV 抗体，这段时间称为窗口期，一般为 2 周至 3 个月；然后进入无症状期，此期由几个月至十几年不等，血清中开始检测出 HIV 抗体。从 HIV 侵入人体，经过窗口期和无症状期，到艾滋病症状出现之前的这段过程叫作 HIV 感染，被感染的人称为 HIV 携带者或感染者。

2. 症状

（1）急性感染期。15% ～ 20% 的感染者在 2 ～ 6 周内可出现发热、发汗、疲乏、肌痛、关节痛、厌食、皮疹、淋巴结肿大等症状，症状一般持续 3 ～ 14 天后进入无症状期。有的人感染 HIV 后并不出现任何急性症状。

（2）无症状期。绝大多数 HIV 感染者开始时没有症状，因此，自己大多不知道是什么时候被感染的。但这些无症状的 HIV 携带者是主要的传染源，一般持续几个月至 10 年以上，随着免疫功能逐渐下降，开始出现症状。

（3）发病早期。艾滋病发病早期症状有全身淋巴结肿大，常见分布在颈、腋及腹股沟等处。肿大的淋巴结多为对称性，特点是坚硬不粘连，无触痛及波动感。少数患者可出现轻度贫血。患者继而出现相关综合征。各种症状逐渐发生并日趋严重。

（4）发病期。发病期症状包括长期发热（达 1 个月以上），进行性体重减轻（2 个月内体重减轻 10% 以上），持久性腹泻、乏力、厌食、智力衰退、反应迟钝等。由于艾滋病病人免疫功能完全损失，发生常见的机会性感染，如结核、乙型肝炎、口腔与咽部霉菌感染等的概率会增大。艾滋病也常并发恶性肿瘤如卡波西肉瘤、淋巴瘤、肝癌、肾癌等。

3. 治疗

目前还缺乏能根治 HIV 感染的有效药物。

现阶段的治疗目标是：最大限度和持久地降低病毒数量，获得免疫功能重建和维持免疫功能，提高生活质量，降低 HIV 相关的发病率和死亡率。

综合治疗包括一般治疗、抗病毒治疗、恢复或改善免疫功能的治疗、对机会性感染和恶性肿瘤的治疗。

（1）一般治疗。HIV 感染者或艾滋病患者均无须隔离治疗。无症状 HIV 感染者，仍可保持正常的工作和生活。

根据具体病情进行抗病毒治疗，并密切监测病情的变化。对艾滋病前期或已发展为艾滋病的患者，根据病情给予高热量、多维生素饮食。不能进食者，可静脉输液补充营养。支持疗法包括输血及营养支持疗法，维持其水及电解质平衡。

（2）抗病毒治疗。抗病毒治疗是艾滋病治疗的关键。高效抗逆转录病毒联合疗法的应用，可大大提高抗 HIV 的疗效，显著改善患者的生活质量和预后。

（十八）艾滋病的预防

1. 哪些行为不会感染艾滋病

一般来说，在公共场所感染艾滋病的机会很小。因为 HIV 一旦离开人体后，生存能力会变得非常弱，很快就会死亡，普通的消毒剂、热水即可消灭它。

游泳会不会染上艾滋病？

与 HIV 感染者在同一个游泳池里游泳，是不会被传染的，即便

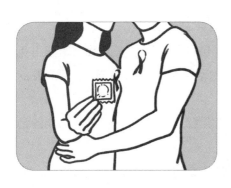

是 HIV 感染者在游泳时划破皮肤出血，溶于水里，也是不会造成传染的。因为，一是 HIV 离开人体，在水中的存活时间不会超过 1 分钟；二是池水多，血液很快被稀释分散于大量水中，即便人们接触到 HIV，它也不可能从皮肤钻入人体。

在日常生活和工作中，与 HIV 感染者或艾滋病患者握手、拥抱、礼节性接吻、共同进餐、共用劳动工具等不会感染艾滋病。

HIV 也不会经马桶圈、电话机、餐饮具、卧具等公共设施传播。咳嗽和打喷嚏不传播艾滋病，蚊虫叮咬也不会传播艾滋病。

2. 艾滋病的预防

目前尚无预防艾滋病的有效疫苗，因此最重要的是采取预防措施。预防原则有：坚持洁身自爱，避免婚外不洁性行为，避免与性生活较乱的人发生性行为；严禁吸毒，不与他人共用注射器；尽量减少不必要的输血和使用血制品；不借用或共用牙刷、剃须刀、刮胡刀等个人用品；性生活中使用避孕套是最有效的预防性病和艾滋病的措施之一；要避免直接与艾滋病患者的血液、精液、乳汁和尿液接触，切断其传播途径。

（1）洁身自爱、遵守性道德是预防经性接触感染艾滋病的根本措施。树立健康的恋爱、婚姻、家庭及性观念是预防和控制艾滋病、性病传播的治本之策。

性自由的生活方式、多性伴侣且没有保护的性行为可极大地增加感染、传播艾滋病和性病的危险。

（2）正确使用避孕套。使用避孕套可大大减少感染艾滋病、性病的危险，每次性交都应该正确使用。

除了正确使用避孕套，其他避孕措施都不能有效预防艾滋病。

由于生理上的差别，男性感染者将艾滋病传给女性的危险明显高于女性感染者传给男性。女性应主动使用女用避孕套或要求对方在性交时使用避孕套。

避孕套不能重复使用，每次使用后应打结并丢弃。

（3）拒绝毒品。共用注射器吸毒是感染和传播艾滋病的高危险行为。吸毒是一种违法行为，不仅严重危害自己的健康和生命，也危害家庭和社会。与他人共用注射器吸毒的人感染艾滋病的危险性大。

不共用注射器、使用清洁注射器或经过严格消毒的注射器，可有效地减少艾滋病的传播。

（4）避免不必要的注射、输血和使用血液制品。尽量避免不必要的注射、输血和使用血液制品，必要时使用检测合格的血液和血液制品，以及血浆代用品或自身血液。

使用一次性或自毁型注射器是防止HIV经血液传播的重要环节。如没有条件，注射器具必须做到一人一针一管，并且一用一消毒。

（十九）性行为的潜在风险

要了解安全性行为，首先要了解性行为的风险。

性行为的风险主要有意外怀孕、感染性传播疾病等。

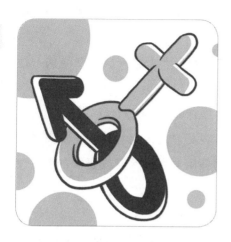

1. 怀孕

有些女性对意外怀孕不当回事，随意怀孕、多次流产，最后破坏子宫内膜，导致不孕，严重损害自身的健康，往往到后悔时已经来不及。

口服避孕药显著减少了意外妊娠的风险，但是意外怀孕致流产仍然十分常见。

2. 性传播疾病

自 20 世纪 40 年代抗生素被广泛应用以来，性病得到了有效的控制。但是，衣原体、HPV 和HIV 等一系列危险更大的病原菌导致性行为的风险更加复杂，患病后更加难治。

生殖道衣原体感染不仅影响性伴侣健康，还可影响胎儿健康。

HPV 可致宫颈癌。HIV 可致艾滋病。

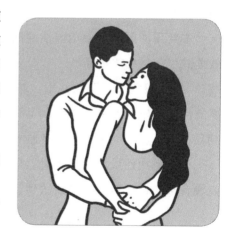

3. 来自性伴侣的风险

有多个性伴侣者是感染 HPV、HIV 的高危人群！

即使只有一个固定的性伴侣，也不一定是安全的，因为人们不一定清楚了解自己的性伴侣是不是有多个性伴侣，目前是否已经感染上这类病毒。

（二十）女性渴望了解的性生活常识

与性有关的问题，会令一些女性难以启齿，她们只好靠自己慢慢去摸索，或者与闺蜜悄悄地谈论。女性较为关注的 8 大问题如下。

1. 是否每天要清洗阴道

女性生殖道有抵御病菌侵入的天然防线，一般情况下不要天天冲洗阴道，更不需要用妇科洗液清洗阴道。

但是每天清洗外阴是有必要的，尤其在月经期，用温水清洗外阴，可以防止外界的病菌进入阴道。清洗用具要保持干净，毛巾要晒干，在通风处、阳光下晾晒，有利于杀菌消毒。

2. 性生活过于频繁是否会给阴道造成伤害

过于频繁的性生活易使阴道长期处于充血状态，易引起阴道黏膜损伤，抵抗力下降，从而引起阴道炎、宫颈炎等妇科炎症。

3. 性生活间隔时间多长算是过频

性生活频率没有明确的标准，要根据个人情况自己掌握，只要性生活后心情愉悦、精力充沛，第二天没有头晕、疲劳、恶心、眼花等情况，都可以算正常。

但是针对女性生殖道十分脆弱的特点，为减少生殖道损伤和感染，其需要得到及时的休息与恢复，一般情况下，新婚阶段每周 3 ～ 5次；其他阶段每周 2 ～ 3 次；职业女性要面对工作压力，每周 1 ～ 3次或者每 2 周 1 次都属于正常。

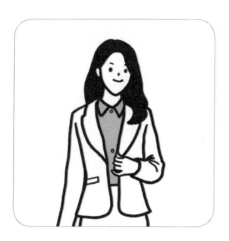

4.性生活时间多长为宜

性生活时间过短不能得到充分的宣泄，过长会增加身体的疲劳感或引发生殖道感染。一次性生活时间过长会引起盆腔长时间充血，细菌容易入侵，引发生殖道感染。一般每次性生活时间以半小时为合适，前期准备工作10～30分钟为宜。

5.开始性生活的最佳年龄是多大

研究表明，性生活过早的女性妇科疾病的发病率较高，乳腺癌、宫颈癌、子宫内膜癌、卵巢癌等生殖系统疾病的发病机会增加。

有的专家认为女性开始性生活的最佳年龄是25岁，随着生活条件的改善，女孩的身体成熟越来越早，但是选择在身体和心理都做好准备的年龄开始性生活无疑有利于女性的身心健康，这个年龄应该在22岁左右。

6.使用阴道润滑剂对阴道有没有副作用

正常女性一般情况下不需要使用阴道润滑剂，只有当阴道分泌物很少且影响性生活时可以使用。阴道润滑剂有纯润滑剂、收缩润滑剂和硅酮润滑剂等，一般没有什么副作用，可以放心使用。

7.精液与尿液分别含有什么成分

精液主要由前列腺液和精囊液组成，99%是液体，其他是少量的蛋白质、糖等，不含毒素（不脏），也没有营养价值。

尿液中水分占 96% 左右，还含有一些无机盐（钠和氯离子）、有机物（尿素），以及其他代谢产物。

8. HPV 感染是性病吗

HPV 感染后会引起上皮增生，形成乳头瘤样病变，称尖锐湿疣，可以导致宫颈癌及其他恶性肿瘤的发生。

过早有性生活、有多个性伴侣、过早或长期使用避孕药等是 HPV 感染的主要影响因素。

HPV 感染主要通过性传播，但是即使只有 1 个性伴侣也可能感染此病毒。HPV 感染不是什么见不得人的事情，只要及时治疗，可以有效预防宫颈癌的发生。

（二十一）性传播疾病关键在于预防

传播最广泛的性传播疾病有衣原体感染、生殖器疱疹、生殖器疣、淋病、梅毒和艾滋病等。

有些性传播疾病如 HIV、HPV 和单纯疱疹病毒等，有时处于静止状态，感染者自身一般没有任何感觉，但这种疾病难以治愈、终身伴随。单纯疱疹病毒可在生殖器或其他部位引起疼痛性疱疹。

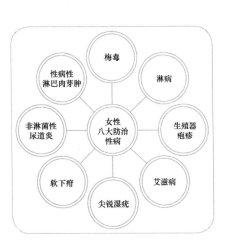

1. 性传播疾病可引发其他疾病，如盆腔炎、不孕，甚至癌症

引起性传播疾病的细菌也能引起盆腔炎，影响到子宫、输卵管和卵巢。盆腔炎会引起瘢痕，瘢痕组织可能堵塞输卵管的入口，或者使输卵管扭曲，因而阻断卵子从卵巢进入输卵管的通道，导致不孕。盆腔炎也会导致下腹痛、腹部压痛和阴道分泌物恶臭等。高危型的HPV 感染可导致宫颈癌。

如果生殖器疱疹有破损，应当禁止性生活，即使使用避孕套也不可以，因为性生活的摩擦会加重病情，导致长时间不愈。

2. 性传播疾病通过哪些途径传染

（1）不洁性行为。超过 90% 的性传播疾病是通过不洁性行为直接传染的。多个性伴侣、嫖娼、卖淫、滥交者为高危人群，易传播性病，与性病患者发生性关系得性病的危险性极高。

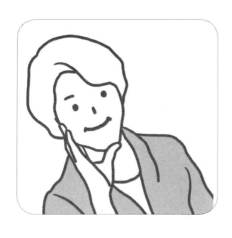

（2）接吻。接吻可传播某些性病，如梅毒、淋病。与梅毒病人接吻可染上梅毒，接吻还可染上淋病性咽炎。

（3）生育与生产过程。淋病、梅毒、尖锐湿疣、非淋球菌性尿道炎、单纯疱疹等性病可通过产道传染给婴儿。

（4）消毒不严的游泳池有时也可能成为性病的传播媒介。

（5）输血是性病传播的重要途径。梅毒、艾滋病等，可通过血液传播。

（6）公共设施也可能成为传播渠道。被淋病、尖锐湿疣、一期梅毒、单纯疱疹等患者用过的毛巾、便器、浴缸等可能将疾病传染给

其他人。剃须刀、理发或修脚工具等，如果沾染有患者的血液、体液、分泌物或脓液等，也可能传染给其他人。

3. 如何预防性传播疾病

（1）性行为的专一可以在一定程度上预防性传播疾病，但是必须保证双方都是单一配偶，只要有一方有不洁性行为，另一方就可能感染上性传播疾病。如果不能保证双方都没有不良性行为，最好每次性生活都采用避孕套，这是最后一道隔离屏障。

（2）对于孕产妇来说更应重视预防性病，万一得病必须在孕前彻底治愈；对一些难治愈的性病如单纯疱疹、尖锐湿疣等可考虑采取剖宫产。

（3）经常出差的人要选择干净卫生的宾馆，在公共场所洗澡尽量采用淋浴，不要用浴盆泡澡。

总之，性传播疾病重在行为预防，洁身自好的人也要注意预防。万一得了性传播疾病，不必过于紧张，更不要乱投医，务必到正规医院诊治。

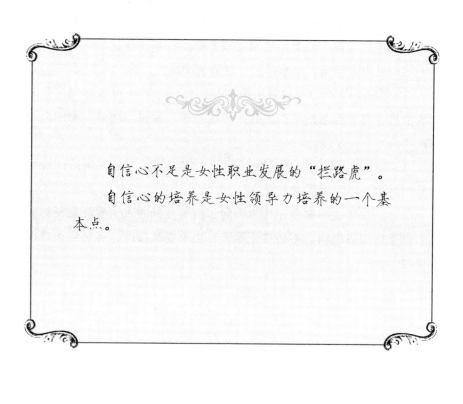

自信心不足是女性职业发展的"拦路虎"。

自信心的培养是女性领导力培养的一个基本点。

第四章　行为与健康

　　不良行为习惯可以导致慢性病的发病率大大增加、病情加重，生活质量下降，生存时间减少，比如吸烟与癌症、喝酒与肝硬化、不良饮食与心血管疾病等，它们之间具有千丝万缕的联系。对于女性来说，不良生活习惯不仅影响自身健康，导致容颜早衰，还可能殃及下一代的健康。良好的行为习惯要求不吸烟、不喝酒、少熬夜，适当运动，平衡膳食，保持积极乐观的心情。

（一）不良睡眠习惯与容颜早衰

睡眠是女性的天然保健品，但是睡眠方法不当也会影响女性的容颜，导致越睡越老。女性常见的不良睡眠习惯如下。

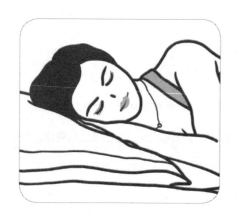

1. 带妆睡觉

一些女性常常化浓妆，而且在睡觉前不卸妆。皮肤上残留的化妆品堵塞毛孔，造成汗腺分泌障碍，不仅容易诱发粉刺，时间长了还会损伤皮肤，使其衰老速度加快。

2. 有时睡得过多，有时睡得过少

一般每天需要有 8 小时左右的睡眠时间。睡眠不足或睡眠过多，都会对大脑产生不良的影响，大脑的疲劳就难以恢复，严重的可能影响大脑功能。

3. 戴胸罩入睡

胸罩对乳房是起保护作用的，但戴胸罩入睡既不舒服也不健康，会对胸部造成压迫，容易做噩梦，还可能诱发乳腺问题。大脑消除疲劳的主要方式是睡眠。长期不按时入睡（睡眠不足或质量太差），会

加速脑细胞的衰退。

4.戴饰物入睡

一些女性在睡觉时没有摘卸饰物的习惯，这是很危险的。

（1）一些金属饰物，长期佩戴会磨损皮肤，还可能引起慢性吸收以致蓄积中毒。

（2）戴饰物睡觉会阻碍机体的循环，不利于身体的新陈代谢，戴饰品的局部皮肤容易老化，有的甚至会造成手腕部、肩背部疼痛等。

5.睡前大量饮酒

睡前大量饮酒，可能诱发窒息等呼吸系统问题，还可使患心脏病和高血压等疾病的风险增高。

6.带着负面情绪入睡

睡前生气、发怒会使人心跳加快、呼吸急促、思绪万千，以致难以入睡，或者睡眠中噩梦多，睡眠质量差，使人得不到很好的休息。

7.睡前吃得过饱或过于饥饿

睡前吃得过饱，胃肠负担加重，装满食物的胃会不断刺激大脑。大脑处于兴奋状态，使人不能安然入睡。过于饥饿会使胃肠道血液减少产生不适感，大脑血液流量增加，导致思绪万千，入睡困难。

8.睡前饮用大量浓茶或咖啡

茶叶和咖啡含有兴奋中枢神经系统的生物碱，会刺激中枢神经，使人兴奋。睡前喝浓茶、咖啡及其他有兴奋作用的饮品，让人不易入睡。

9. 寝具不合适，枕头过高或过低

枕头高度以 5 ～ 12cm 为宜。枕头太低，容易造成"落枕"，或导致流入大脑的血液过多，造成次日头脑发胀、眼皮浮肿；枕头过高，会影响呼吸道畅通，易打呼噜。长期高枕易致颈部不适。

寝具过硬或过软也会影响睡眠质量。

（二）睡眠不足影响抗病能力

长期睡眠不足对女性的危害很大，还会让女性看上去黯然失色。长期睡眠不足对女性有哪些危害呢？

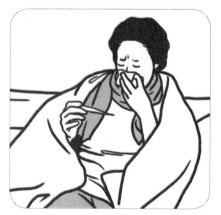

1. 导致人体免疫力下降

良好的睡眠会使人体产生一种睡眠因子——胞壁酸，它可促进人体白细胞的生长，促使巨噬细胞活跃，人体免疫功能得到增强，从而可以有效预防细菌和病毒的入侵。而长期睡眠不足则会影响巨噬细胞的活性，导致人体免疫力下降。

2. 导致多种疾病

睡眠不足会产生体乏无力、头晕目眩、腰酸耳鸣、心慌气短等症状；还会导致各种疾病的发生，如神经衰弱、感冒、胃肠疾病、心肌梗死和脑梗死、高血压、糖尿病等疾病，甚至造成猝死。

3. 使人体加速衰老

长期睡眠不足会导致人体内分泌失调，生物钟发生紊乱，皮肤灰暗，色斑、皱纹增多，卵巢早衰，看上去更显老。

4. 影响大脑正常运转

充足的睡眠能保证人的大脑思维清晰、反应敏捷。

如果长期睡眠不足，大脑得不到充分的休息，容易缺血缺氧，加速脑细胞的死亡，导致精神恍惚、反应迟钝、记忆力减退、无精打采，严重影响大脑思维功能，导致工作、学习效率下降。严重的可能发生精神分裂和抑郁症、焦虑症、自主神经功能紊乱等疾病。

因此，长期睡眠不足不仅影响女性正常的工作、学习和生活，影响女性的健康和美丽，还会影响其认知功能，从而影响女性的生命质量。

（三）裸睡好处多，但要有好环境

1. 裸睡的好处

（1）裸睡能使躯体舒展，给人舒适和愉悦感。裸睡解除了衣物对身体的束缚，有利于增强皮脂腺和汗腺的分泌，调节皮肤的排泄和再生能力，给人无拘无束的自由快感，并增强人体的适应和免疫能力。

（2）裸睡能舒缓紧张的情绪，缓解失眠。裸睡有治疗紧张性疾病的作用，特别是消除内脏神经系统的紧张状态。裸睡通过缓解紧张情绪，对失眠的人有安抚作用。同时，因为没有内衣的束缚，身体自然放松，血流通畅，所以裸睡能改善手脚冰凉的状况，帮助女性进入深层次的睡眠。

（3）裸睡能缓解疼痛。裸睡能促进血液循环，使慢性便秘、慢性腹泻以及腰痛、头痛等疾病得到有益的改善，也可缓解生理性月经痛。

（4）裸睡能减肥。裸睡有利于人体皮肤的正常"呼吸"和汗液的蒸发，减少衣物对肌肉的压迫和摩擦，因而改善血液循环。裸睡让皮肤充分呼吸，让血液得到更好的循环，因此油脂消耗加快，有助于减肥，并使皮肤紧实。

2. 裸睡需要的环境条件

裸睡虽然有这么多的好处，但不是随时随地任何人都可以裸睡的，裸睡需要有安全、卫生、舒适的环境和条件。裸睡需要注意以下几点：

（1）居住环境要空气流通、温度适宜、安静舒适，这样可以构筑一个良好的睡眠条件，使人从思想上放松心情。同时要注意调节卧室的温度和湿度，避免人体受凉和出汗。

（2）床具的软硬度要适中，床褥要干净、蓬松，经常清洗并接受阳光暴晒。

（3）对于裸睡的作用要有一个正确认识，这只是健康睡眠的方式之一，并非所有人都应该采用。

3. 不宜裸睡的人及环境条件

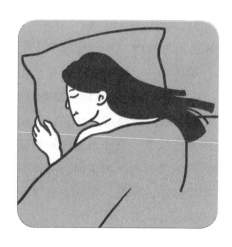

（1）居所太小或集体宿舍。

（2）与老人、孩子同住。

（3）到条件较差的地方出差。

（4）没有安全感的环境条件。

（5）有灰尘和螨虫的环境。

（6）皮肤过敏和哮喘者。

（7）有特异性体质的人。

（四）什么样的睡眠算得上好睡眠

失眠症是一种持续性睡眠质量令人不满意的生理障碍。对失眠有忧虑或恐惧心理是形成失眠症的心理因素。失眠可继发于躯体因素、环境因素等，还有一些特殊时期女性容易失眠，如孕期和围绝经期等。

什么样的睡眠算是好睡眠？

睡眠应该是一种无意识的愉快状态。第二天起床时精神很好就表示有好的睡眠品质；如果在睡了很久之后仍然觉得很累，就表示睡眠质量很差。高质量的睡眠，应当做到以下几个方面。

1. 适量睡眠

觉不可少睡。成年人一般每天睡 7 ～ 8 小时为适宜，主要以精神和体力的恢复作为标准。为了弥补睡眠不足，可以睡个"回笼觉"，即每天早上睡醒后再小睡 20 分钟，其效果可能比晚上早睡还要好。

觉也不可多睡。睡得太多会使认知功能提早退化。

2. 顺应生物钟，睡到自然醒

影响生物钟运行的因素之一是体温。人的体温下降就容易引起睡意，这是利用体温调节生物钟的有效方法。控制体温的方法很多，例如睡前洗个热水澡，或睡前做 20 分钟的有氧运动等，睡觉的时候体温就会有所下降。

3. 睡眠环境要安静，避免各种干扰

晚上不饮用咖啡、浓茶等令人兴奋的饮品，增加深度睡眠时间。

保证睡觉过程不受环境因素（如噪声等）的干扰；睡前喝水量减少，以减少晚上起来上厕所的次数；晚上不宜过多交谈或观看刺激性的节目，避免多梦；脑力劳动者晚上加班也会使大脑处于兴奋状态，难以入眠，因此，加班者最好在晚上 9 点之前让大脑平静下来。

4. 在最佳时间内入睡

最好的入睡时间是晚上 9 点到 11 点，中午 12 点到 1 点半。

另外，对于容易失眠的人来说，尽量在有睡意的时候再上床。可以在睡前适当散步和放松，要养成良好的睡眠习惯，采用舒适的睡眠姿势。

（五）肥胖不只是形象问题，还可致病

WHO（World Health Organization，世界卫生组织）将肥胖定义为一种多因素引起的慢性代谢性疾病，可能导致健康损害或过多的脂肪堆积。1948 年 WHO 把肥胖列入了疾病分类名单，目前肥胖已经成了一种非常常见的流行病。

全球超重人口近 20 亿，在超重人群中肥胖者约占 1/4。肥胖不仅发生在高收入的国家和群体，中等收入和低收入的国家和人群中也很常见。超重和肥胖的主要危害在于其导致的严重的健康后果，而且随着体重指数（body mass index，BMI）的上升，这些风险呈上升趋势。

肥胖可以诱发动脉硬化、高血压、糖尿病、关节疾病、痛风等，还与气喘、多汗、疲劳、抑郁、尿失禁、寿命缩短等相关。

除此以外，很多常见的女性疾病也与肥胖关系密切，如多囊卵巢综合征，主要表现为月经紊乱或闭经、多毛、痤疮及雄激素水平增高；子宫肌瘤、子宫内膜癌以及乳腺肿瘤等，也与肥胖有着直接或间接的联系。

国际癌症研究机构（International Agency for Research on Cancer，IARC）发布的针对癌症和体重的研究结果显示，欧美和中亚地区的女性，肥胖造成的癌症占9%，是酒精的2倍。

研究表明，肥胖与超重都有致癌风险。目前已知的与肥胖有关的癌症有13种，包括：食管腺癌、贲门胃癌、结肠和直肠癌、肝癌、胆囊癌、胰腺癌、乳腺癌、子宫癌、卵巢癌、肾细胞癌、脑膜瘤、甲状腺癌、多发性骨髓瘤。受肥胖影响最大的癌症是子宫癌，肥胖与超重可致多倍的患癌风险；其次是食管腺癌，

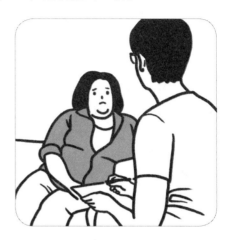

肥胖大大增加患癌风险；其他癌症也可因肥胖导致患癌风险增加。还有11种癌症与肥胖之间的相关性，科学家们正在研究中。

大约3/4由肥胖引起的癌症可以通过控制体重来减少风险。但有些癌症减肥后仍然不能降低风险，如乳腺癌。

（六）把控制体重作为一种日常修养

肥胖的原因很多，但归纳起来无非3类：第一类是遗传因素，家族中肥胖的人数居多，这类人往往减肥难度较高；第二类是疾病因素，因为其他疾病导致代谢失调，这种情况下治疗身体疾病更为重要；第三类是行为因素，是由于个体的不良行为导致肥胖，也是大部分人致胖的原因，这类行为特点可以概括为"好吃、懒动、心事重"。

对于大部分来说，第三类因素导致的肥胖的减肥方法更具可操作性，可从以下几个方面入手。

1. 针对"好吃"

肥胖的女性往往有超好的食欲，见到美食会不由自主地多吃几口，尤其是喜欢吃糕点、月饼等经过深加工的点心，还有肥肉、用油用盐较多的菜肴，而对于蔬菜等粗纤维含量高的食物不感兴趣。

健康饮食提倡均衡营养，食物种类多样化。蛋白质、碳水化合物和脂肪三大热源物质的热量比，应当是碳水化合物55%～60%，脂肪20%～25%，蛋白质15%～20%，重量比

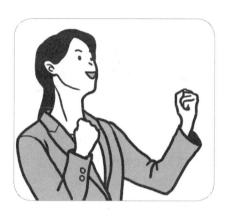

约为4：1：1。早、中、晚三餐中各餐能量以3：4：3的比例为合理。即使是在减肥期间，也不应过分改变上述比值，而是要限制总热量的摄入。体内热能处于负平衡状态需动用脂肪供能时，也会消耗、分解一些体内的蛋白质参与供能，而蛋白质对人体非常重要，必须充分供给。

适当减慢进食速度，细嚼慢咽，一方面可降低胰岛素抵抗，减少体内脂肪和糖原的合成；另一方面，延长吃饭时间会促进食欲调节机制产生食欲抑制，增加饱腹感，减少食物摄入量。烹调方法尽量用清炖、清蒸、水煮、凉拌等不必加油的烹调方法，避免油煎、油炸食物。

多摄取高纤维食物，如竹笋、芹菜、茼蒿、韭菜等，可帮助消化，促进肠道蠕动，减少便秘的发生。肥胖者吃水果时选择低糖分、高维生素的种类，如柚子、番石榴、猕猴桃、草莓、苹果等。

有些人禁不住美食诱惑饱食一顿，然后再饿一顿，这样既不能减肥，还会导致肠胃功能紊乱。有些人以不吃早餐来减少食物摄入，可是不吃早餐会带来多种危害，如能量消耗失衡等，这样会影响白天的工作状态，所以采取早餐吃好、晚餐吃少的饮食习惯比较好。

总之，控制饮食的主要原则是：减慢吃饭速度，减少食物摄入；补足蛋白质和粗纤维，减少肥肉和糕点的摄入；每餐 7 分饱，减少总热量的摄入；饮食规律且有度，早餐不能省。

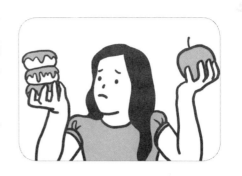

2. 针对"懒动"

很多职场女性一天几个小时坐在办公室里，很少起来活动；还有些人由于工作限制，如流水线作业、与客户面对面的服务等，无法离开工作岗位活动。

也有一些人十分重视运动，觉得运动有万能的效果，认为运动可以消耗掉多余的脂肪，只要多运动一定可以达到减肥的目的。但事实上，运动减肥很难出现立竿见影的效果。在大多数情况下，运动消耗掉大量能量，会使人感到饥饿，人会不知不觉地摄取更多的食物作为补充，因而越动越胖。

只有科学的运动才能达到健身和减肥的目的。

短距离快速跑、高消耗的竞技比赛属于无氧运动，这类运动持续时间短，虽然强度大，但对体内脂肪的动员作用不大，不适用于女性减肥。而慢跑、快步走、游泳、跳舞、瑜伽等适合女性的有氧运动，持续时间较长，有利于脂肪的消耗供能。有些人觉得每天的运动量越大越好，以为多出汗才有效果，每天跟着手机上的运动软件累得满头大汗，这样做减肥效果好吗？答案是否定的。

持续的、柔韧性的运动比高强度的运动更适合女性减肥。科学的运动应当按照人体的特点保持适度、保证持续。运动是一种理念，不是上班坐 8 小时，下班运动 2 小时，而应该是随时随地把身体机能调动起来。古人读书时喜欢"摇头晃脑"，这不失为一种好习惯。久坐办公室的人也许忙碌到无法抽出一整段时间来做运动，但随时动动脖子、动动四肢应该是可以做到的，要记住挠挠头、摸摸耳朵、伸伸懒腰、踢踢腿也是运动，不是一定要每天腾出几个小时跑步才叫运动。

3. 针对"心事重"

这里说的心事重，指的是工作压力过大，而又不懂得解压，整天忧心忡忡。长时期过高的工作压力可以导致焦虑和抑郁，引发代谢性疾病，代谢失调可使脂肪堆积于腰腹部，形成中心型肥胖。因此要想减肥，必须调节好自己的工作节奏。不要整天神经紧绷，让身体处于紧张、疲劳的状态。疲劳时要换一种工作状态，增强自身的抗压能力，积极乐观地对待工作和生活。

与长期过高的工作压力相伴而来的是职业倦怠，当一个人对工作极度厌倦，处于消极、厌烦、无聊的状态时，人体的代谢系统很可能已经出了问题。长期的倦怠与压力一样，对身心健康十分有害，有时造成的后果甚至比压力更严重。

减肥的过程需要坚持不懈，切忌三天打鱼，两天晒网。行为的改变是一个艰难的过程，需要树立信念，树立目标，持之以恒，坚持3个月以上，直到养成良好的习惯。

另外，值得注意的是，作为职业女性，不能整天让自己的身体处于过于松懈的状态，随时随地摆出一副懒洋洋的状态，既影响减肥，也影响体态和形象的保持。

WHO 建议：减肥不宜过快过急，应该遵循循序渐进的原则，以每月减轻 1～3kg、身体没有不适的感觉为宜。减肥的同时，要对自己的身体付出爱心和耐心，给身体一个复原的机会。

当女性养成了良好的习惯，控制体重就不再是一件纠结、苦恼的事情了。一旦你找到令自己身心舒适的状态，就不会整天把减肥这件事挂在嘴上了。

（七）每天的食物能否保证您的健康

人体必需的六大营养元素都来自食物，不同的食物所含的营养元素各不相同，需要进行合理搭配，从而获得均衡的营养。

饮食的搭配方式可以按照五层膳食宝塔来进行。

1. 五层膳食宝塔

（1）第一层：谷薯类（全谷类、杂豆、薯类）。这类食物为人体提供碳水化合物、蛋白质、膳食纤维和 B 族维生素，是人体的主要能量来源，每天需摄入量 250 ～ 400g。

（2）第二层：蔬菜和水果。这类食物提供膳食纤维、矿物质、维生素和胡萝卜素等。蔬菜和水果不能相互替代。

蔬菜每天摄入量应在 300 ～ 500g，水果每天摄入量应在 200 ～ 350g。

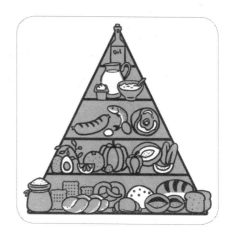

（3）第三层：水产品、肉（畜、禽）、蛋类。这类食物提供优质蛋白质、脂肪、矿物质、维生素 A 和 B 族维生素，每天摄入量应为 120 ～ 200g。

（4）第四层：奶类和豆类。奶类提供优质蛋白质、维生素和钙，每天摄入量应为 300g；豆类提供优质蛋白质，不饱和脂肪酸，钙及维生素 B_1、B_2 等，每天摄入量应为 25 ～ 35g。

（5）第五层：油脂类。这类食物主要提供能量，植物油还可提供维生素 E 和必需脂肪酸。每天摄入亨调油最好不超过 25 ～ 30g，食盐不超过 6g。

2. 女性饮食注意事项

中国居民的五层膳食宝塔中的每层食物都是人体需要的，不能互相替代。

在同一层中，各种食物营养成分比较接近，可以交替食用。

食物品种越多，摄入的营养素越全面。

日常生活中，不需要每天按照五层宝塔推荐量配餐，只需要遵循宝塔中各层各类食物的大体比例即可。

（八）孕期是不是吃得越多越好

孕期营养对于胎儿的发育非常重要，孕妈妈一定要注意在合理营养和平衡膳食的基础上有所侧重，以满足孕期的特殊生理需求，保证胎儿的正常发育。

有些人认为，孕期一个人吃要维持两个人的消耗，需要大量进食才能满足，很多孕妇会不断地吃东西，有些长辈也会不断要求孕妇吃东西，

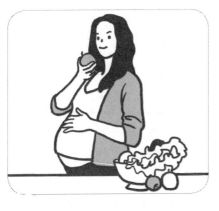

导致孕妇饮食过度，营养过剩或不均衡。这样不仅不利于胎儿生长发育，反而易导致孕妇肥胖和儿童肥胖等健康问题。

由于孕期的特殊生理条件和一些生活习惯的改变，孕妇很容易出现失眠、便秘、贫血等状况。一般情况下，通过饮食和活动的调整可以预防和改善这些状况，但严重时需到医院接受检查与治疗。孕妇的合理饮食，可以从以下 3 个方面入手。

1. 失眠——B 族维生素

孕期应当补充富含 B 族维生素的食物来缓解失眠。作为神经系统活动的辅助因子，B 族维生素具有安定神经、消除烦躁的辅助作用。

富含 B 族维生素的食物有糙米、全麦制品、蛋类、绿叶蔬菜、坚果类、新鲜水果等。

2. 便秘——膳食纤维

孕期由于生理机构的改变和运动量减少，孕妇容易出现便秘现象。孕妇可以适当运动，多摄入纤维含量高的食物，促进肠胃蠕动，帮助排便。

富含膳食纤维的食物有竹笋、芹菜、豆芽、韭菜等蔬菜，梨、哈密瓜、桃子、苹果、黑枣等水果。

3. 贫血——补铁

妊娠期间，胎儿从母体吸收铁元素，因此孕妇容易出现缺铁性贫血。铁是组成血红蛋白的基本元素，一般情况下缺铁性贫血可以通过食用富含铁的食物来改善，严重时应在医生的指导下服用铁制剂。

富含铁的食物有瘦肉、家禽、蛋类、动物肝脏及血制品等，另外还有一些蔬菜和水果可以促进铁的吸收，如柚子、木耳、蘑菇等。

（九）保暖增强人体抗病能力

人体的免疫力包括与生来俱来的先天性免疫力和后天获得性免疫力。这种防护抵御能力对外可以阻止细菌或病毒感染，对内可以清除肿瘤细胞。

许多疾病与机体免疫力下降有关，因此提高自身免疫力，是维护自身健康的重要一环。

环境温度与人体的免疫力有什么关系？

科学家曾做过两个实验：第一个是室温升高对增强机体免疫抗癌作用的实验，第二个是室温下降诱发感冒的实验。这两个实验告诉我们，环境温度的高低与机体的免疫力有着密切的关系。

第一个实验由美国纽约州布法罗癌症研究所瑞柏斯基教授完成。他发现患有肿瘤的小鼠一般更怕寒冷，更喜欢聚集在温度较高（38℃）的小箱内，它们很少发生肿瘤转移。

这个实验表明，在寒冷季节，偏暖的环境温度可以使人体保持较高的获得性免疫力。

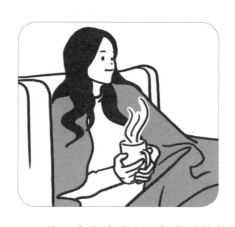

人体每天承受各种各样的应激，比如饥饿、寒冷、压力、高温、噪声等，而冷刺激也会引起人体的应激反应。这个结果也为某些容易患癌且治疗效果不好的情况找到了一个解释：长期处于慢性应激之下，免疫力下降，患癌症的概率增加，而且治疗效果也不理想。

第二个实验是由耶鲁大学的伊瓦沙基教授完成的，结果发现：当温度变化（相当于鼻腔内温度降低4℃）时，上皮细胞的自然免疫功能就不能正常工作来清除或控制鼻病毒了。长期以来，人们一直以为温度下降时，鼻病毒容易引发感冒，而这个实验表明，由于低温导致的机体免疫力下降，才使鼻病毒可以诱发感冒。

鼻病毒是普通感冒最常见的诱因，正常情况下每5个人中就有1人在鼻腔中携带此病毒，但机体的免疫系统能够将其控制。冬季寒冷时，戴上口罩或围上围巾并不能阻止病毒进入鼻腔，但是却可以起到保温保暖的作用，增加呼吸道的免疫力。

科学家们发现轻度提高体温可以增加血液中的自然杀伤细胞（natural killer cell），从而提高人体自身的免疫力。

短暂适度地提高人体体温可以有多种方法，比如桑拿、蒸浴、泡热水澡或泡脚、喝一杯热水热汤，或是运动等，都可以短暂和轻度地提高体温。

运动除了提高体温外，还可以迅速使交感神经系统兴奋起来，改善组织血流的供应，动员自然杀伤细胞在组织中的分配，从而增强机体的自然免疫力。

自古以来就有升高体温的治病方式，又称为热疗。热疗可以增强免疫力，可以辅助治疗肿瘤。

（十）用棉签掏耳朵好不好

有些人习惯用棉签掏耳朵，这种行为到底好不好？

我们掏耳朵掏的是耳垢，通常称之为"耳屎"。外耳道皮肤中有许多汗腺及皮脂腺，它们不断地分泌液体至外耳道中，这些液体量很少，但黏性很大，能将灰尘及皮肤的脱屑粘在一起，经过一段时间的积聚即形成耳垢。

耳垢将外耳道阻塞，就会影响听力。

耳垢会吸水膨胀。在游泳、洗头发以后，水分流入外耳道会使耳垢膨胀，以致突然发生耳痛和听力降低。

如果耳垢位置较深，还会压迫鼓膜引起耳鸣、耳痛和头晕等不适。

耳垢积多了就会形成耵聍。耵聍会越积越多，时间越久越硬，成为棕褐色的硬块，紧紧堵塞在耳道内，这就是耵聍栓塞。

耳垢是外耳道的自然分泌物，呈酸性，能阻止耳道内霉菌繁衍，还能起润滑作用。它能粘住灰尘、脱落的皮屑、毛发，阻止水、杂物、

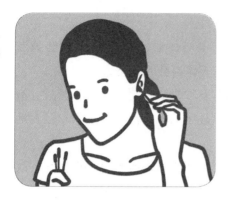

昆虫通过外耳道。

不要养成经常掏耳朵的习惯，一般情况下耳垢会随着咀嚼、打哈欠被带出耳道。

当你用棉签掏耳朵时，会把耳垢往里推，给鼓膜造成压力，严重的可导致鼓膜穿孔，影响听力。

如果耳垢积得太多，可让人帮忙用挖耳勺小心掏出，别再用棉签掏耳朵了。

如果耵聍栓塞，最好找专业人士帮忙取出，以防捅破鼓膜，引起感染。

（十一）女白领以身试"毒"三进医院

短短半年，51岁的邓女士3次走进某市职业病防治院做驱汞治疗。全身浮肿的她被确诊为肾病综合征，这是由于她长期使用含汞化妆品引发的，如果发展下去，可能会危及生命。

邓女士是一家公司的业务经理，听同事说某品牌的美白祛斑霜效果很好，她就网购了数瓶。邓女士按要求每天早晚在脸上均匀涂抹，一开始效果不错，脸上白嫩了不少。

可用了1个多月后，邓女士就变得失眠、多梦起来，双手也开始不由自主地抖动，双下肢还出现水肿症状。一位肾病老专家听说邓女士曾使用美白化妆品，建议她到该市职业病防治院查查。邓女士经尿汞检查发现，其体内汞含量为正常的60多倍，蛋白尿指数为3个"+"，被确诊为因使用含汞化妆品引发的肾病综合征。邓女士听从医生的建议，开始住院治疗并用药物驱汞，逐渐恢复了健康。

临出院时，该院医生反复叮嘱邓女士千万不可再滥用美白化妆品。谁知，数月后邓女士又一次找到医生，这一次她的浮肿更加厉害，双眼都难以睁开，一查尿汞已超标了100多倍。原来，邓女士停用美白祛斑霜后，脸上黑斑比以前更多了，令她无法忍受，想到反正汞中毒后可以驱汞治疗，就又翻出没有用完的祛斑霜每天抹了起来。

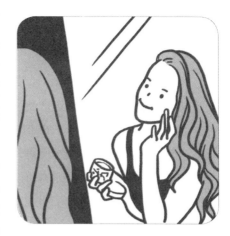

经过3个疗程的驱汞治疗和对症治疗，随着汞的排出，邓女士终于又恢复了健康。令医生哭笑不得的是，时隔2个多月，邓女士又全身浮肿地走进医院门诊，一见到医生就要求开驱汞药。

"对于这样的病人，我们既同情又很无奈。"医生说，随着汞中毒知识的普及，长期使用美白化妆品的女士应当定期去医院查尿汞。目前，该院的尿汞超标检出率接近一半，而像邓女士这样为了美白屡屡以身试"毒"的患者，该院今年已收治了多例。

专家提醒，美白是全世界的难题，目前还没有一种美白化妆品能让人既安全又快速地达到美白效果，充其量只能减缓色斑的生成，或者阻断黑色素生成的中间体。而汞被称为"黑色素细胞的毒药"，它能杀死黑色素细胞，让皮肤变白，因此有些美白产品，便添加了这种"毒药"，但只有短期效果，"一用脸就白，不用脸就黑"，所以爱美女士容易形成依赖。

"仅仅是通过外用，就能反复造成汞中毒，可见这些伪劣美白祛斑化妆品中汞含量有多高。"医生特别提醒，汞中毒虽可以通过驱汞治疗，但反复汞中毒，会给肾脏及神经系统造成不可逆的损害，手颤和失眠等症状甚至可能伴随患者一生，肾病综合征将演变为尿毒症危及生命。

（十二）服用"神药"引发汞中毒

某市职业病防治院接连收治了 3 例因使用偏方而导致汞中毒的患者，他们的尿汞值均超标 100 倍以上，通过药物排汞才勉强保住肾功能。这些偏方都是通过网购所得，里面都使用了含汞的朱砂。

26 岁的小王是 3 名患者中情况最严重的，她的尿汞超标 133 倍。小王说，她因患痔疮网购了 1 盒"中医世家"开的偏方丸剂口服，网上的"专家"建议她每次服用 1 丸，每日 3 次。

连续服用 2 个月后，小王感觉浑身无力，腰部疼痛，失眠多汗，并伴有双下肢肌肉抖动。她赶到某大型综合医院就诊，诊断为"亚急性汞中毒并肾损伤"，后转入该市职业病防治院治疗，入院时其尿汞值达 1.33mg/L（正常值为 0～0.01mg/L），驱汞 3 个疗程后，才恢复正常。

38 岁的金女士因治疗股骨头坏死，网购了 1 种外用的拔毒贴膏。2 个半月后她出现全身肌肉酸痛、皮肤瘙痒、睡不着觉、恶心呕吐的症状，于是赶往该市职业病防治院就诊，查出尿汞超标百倍。

43 岁的吴先生因患肛门湿疹网购偏方，主要成分为朱砂、苦参、苍术、蝉蜕等。他服用 5 天即出现全身无力、浮肿、呕吐、不能进食的症状，在该市职业病防治院诊断为急性汞中毒。

经医院诊断，3 名患者都是使用含汞偏方导致的汞中毒。此外一些精神疾病患者长期使用含朱砂的安神中成药，一些皮肤病患者使用含汞的中药熏蒸治疗，也可能导致汞中毒。汞中毒主要表现为神经衰弱症状，如头晕、失眠、无力、多梦及肌肉颤动。专家提醒，慢性病人切勿听信偏方，自行服用含汞药物，已服用者应定期做尿汞检测，以便早期发现，早期治疗。

朱砂的主要成分为硫化汞，有清热解毒和镇静安神两大功效。长期大剂量使用朱砂，可导致汞金属蓄积，造成严重的肝肾功能损害，并损害人体血液系统和神经系统。

（十三）服用偏方要小心铅中毒

2018 年 6 月初的某一天，在家休息的孙女士突发剧烈腹痛腹胀、发热，便秘，还伴有酱油色小便。到综合医院检查后，孙女士并没有肠梗阻的现象。医生经过再三询问，孙女士自述，她患有关节腔积液，经熟人介绍曾在私人诊所服过 32 天中药。医生怀疑孙女士可能是服偏方导致的重金属中毒。

于是，孙女士被转到某市职业病防治院。检查发现，孙女士血液中的铅含量高达 699.59μg/L，远远超出了正常标准，而她的腹痛正是铅中毒的典型表现之一——铅绞痛。

医生介绍，孙女士属于短时间内吸收大量的铅导致的亚急性铅中毒伴有溶血和铅绞痛。据统计，1981 ～ 2009 年间我国因服用中药致铅中毒的病例有 1082人，其中 88.5% 为个案，不少是因误信民间偏方所致，值得大家注意。

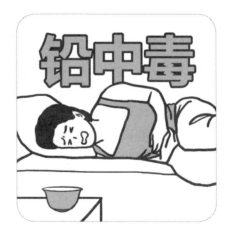

中国最早的药学专著《神农本草经》就有铅丹与铅粉治病的记载。李时珍的《本草纲目》收载铅类药物有金属铅、铅粉、铅霜、铅丹及密陀僧等 5 种。当前中医仍在使用的主要有铅丹和密陀僧，另外还有中成药黑锡丹、二味黑锡丹等，含铅量高达 15%。某些含铅中药用于治疗关节疾病、癫痫、风湿等难治性疾病，过量使用可导致铅中毒。

（十四）不要把胃药当作保健药

亲朋好友聚在一起，免不了大吃大喝，这样会增加胃肠道负担，损伤胃黏膜，久而久之，可发展成胃炎、胃溃疡，甚至更严重的疾病。有些人便采取一些保护胃黏膜的方法，在喝酒前服用保护胃黏膜的药物，如铝镁混悬液、铝镁胶囊等，这种做法不可取，会使人在不知不觉中摄入了一些铝元素，如果长期服用则会影响健康。

自从 1989 年 WHO 正式将铝确定为食品污染物，铝的危害逐步被更多的人认识，过多摄入铝对人体健康有严重的损害。

1. 铝摄入过多的危害

铝过多可对中枢神经系统、消化系统、免疫系统、大脑、肝脏、骨、肾、细胞、造血系统、免疫系统等多器官系统的功能产生不良影响；还可干扰孕妇体内的酸碱平衡，使卵巢萎缩，影响胎儿生长并影响机体磷、钙的代谢等。

铝在大脑和皮肤中沉积，还会加快人体的衰老过程，使皮肤弹性降低、皱纹增多。老年痴呆的出现也与过多的铝摄入有关。

2. 铝元素不是人体所必需的微量元素

与人体健康和生命有关的必需微量元素有 18 种，包括碘、锌、硒、铜、钼、铬、钴、铁、锰、镍、氟、钒、锡、硅、锶、硼、铷、砷等，没有铝！

铝主要通过在肠道内形成不溶性磷酸铝随粪便排出体外。当体内铝含量过高时，会影响肠道对磷、锶、铁、钙等的吸收，破坏微量元素的吸收和功能的发挥。

3. 铝摄入途径

（1）食品添加剂。常见的含铝食品添加剂有油条、粉丝、凉粉中的明矾，油饼中的铝盐，常用于馒头、花卷、糕点、膨化食品的发酵粉或膨松剂等。

在国家有关部门监测的各类食物中，面粉制作的各种食物，如膨化食品等，对人体铝摄入量的贡献最大，达到 44%。

（2）铝制品。铝锅、铝壶、铝盆等铝或铝合金制品，是铝摄入的常见途径。尤其是在使用铝锅炒菜时加上点醋调味，就更增加了铝的溶解。易拉罐装的饮料中铝的含量也相当高。

（3）药品和饮用水等。食用明矾或其他铝盐做的净水剂、药物（如胃药等），均含有铝。

4. 如何防止摄入和吸收过多铝

（1）少用铝制品，烧水做饭尽量不用铝锅，炖汤煮菜不用铝锅。

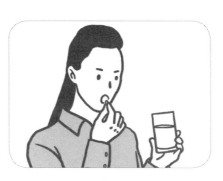

（2）减少食用铝含量高的食物，少吃膨化食品，少吃油炸食品，少喝铝罐装的饮料。

（3）减少铝污染源，保护环境，不要用铝制的水管。

（4）减少从药物中摄入铝，少用或不用含铝的制酸剂，一方面可预防病人吸收，另一方面也可防止大量的含铝粪便污染环境和农作物。

铝是我们生活中常见的一种化学物，在煮（盛）食物的容器、药物中都可能接触到，它可能会影响人类的健康，值得注意。

最后再强调一下：尽量少用铝制品，少服用含铝药物。

（十五）硒虽有多种功效，但不宜过多摄入

近年来，硒因对人体有很多的好处被人们所认识，越来越多的含硒保健品投入市场。硒是人体必需微量元素之一，是人体多种酶和蛋白质的重要组成成分，有很强的生物活性，参与多种生理生化反应。

1. 硒的作用

硒是体内的抗氧化剂，有抗衰老作用。硒对体内过氧化物起解毒作用。

硒参与辅酶 A、辅酶 Q 的合成，刺激免疫球蛋白的产生，有保护心脏、肝、肾和增强免疫的功能。

硒可调动人体抗癌因素，抑制癌细胞的生长。

硒可降低铅、镉、汞、铊、砷、铬等的毒性。

硒可促进维生素 E 的利用。

服用含硒高的食物能提高视力。

硒虽有这么多的功效，但不可以过多摄入。

因为硒是微量元素，只有在适量范围内才会对人体有好处，多了也会中毒，会影响人体健康。

2. 硒的毒性

硒是精子生成中不可缺少的重要成分，对精子正常功能的发挥至关重要。硒可提高精子活力，降低精子畸形率。但高浓度的亚硒酸盐，可使生育力下降，新生儿发育迟缓。

女性接触高浓度硒，可导致月经不规则以及闭经，畸胎发生率较高，接触亚硒酸钠的女性流产率增高。

硒可通过胎盘屏障，经胎盘转运分布在胎儿组织中，影响胎儿牙

齿和骨发育；还可通过母乳影响胎婴儿生长发育。

硒对人体的作用及安全量（μg/d）

营养保健：50～250

硒最高膳食摄入量：400

预防辅助治疗肝病：250～400

肿瘤放化疗期间：600～800

肿瘤恢复期：300～400

病人长期维持量：250～300

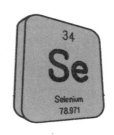

人体可从饮食中获取足量的硒，以有效控制癌症及各种疾病的发生，必要时可在专业人员指导下服用含硒保健品。

若有硒中毒表现，只需脱离高硒环境（减少膳食硒摄入或停服补硒保健品），即可自行痊愈。

（十六）短暂的午休有益于健康

由于工作节奏快和工作压力大，或者受工作环境条件的限制，大多职业女性没有午休的习惯，通常会在中午时间继续工作或者在单位附近走走。

由于午后小睡的传统面临威胁，葡萄牙成立了一个午休拥护者协会，希望职业人群认识到午睡不仅是抵御现代生活快节奏的一种方式，也是保持身心健康的一种手段。葡萄牙的一些记者、政治家、艺术家以及其他行业人士甚至还打算游说政府把午休写进劳动法规，给午休留出一点时间。而德国已经将午休写进了法律，要求各类单位依

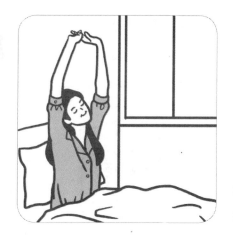

法执行。午休的好处非常多，列举如下。

（1）午休可以缓解工作压力，使人放松心情，舒缓心血管系统，降低人体紧张度，对于高血压、心血管疾病的人非常重要。

（2）有午休习惯的行业和群体，冠心病的发病率低；午休还可以降低猝死的风险。

（3）午睡可以提高精力和警觉性。它不但可以消除疲劳，还能增强记忆力，减少意外伤害的发生。

（4）中午1点睡个短觉，可有效刺激体内淋巴细胞，增强免疫细胞活跃性。

（5）午后打盹可改善心情，振奋情绪，缓解抑郁情绪。

中午短时间的睡眠不仅可以缓解一上午的工作疲劳，而且还可以让人身心愉悦，提高下午的工作效率。总之，午后打个盹对健康有好处，睡眠时间最好在15～30分钟，有条件的最好平躺着休息，没有条件的话也应当选择舒服的姿势，尽量不要趴着睡。

（十七）科学健走关键在于适度

1. 生命在于运动，健走促进健康

缺乏身体活动是造成人类死亡的重要危险因素。

"健走"不受年龄、性别、体力等方面的限制，是一种简便易行、适合不同人群的有氧身体活动。健走对高血压、高血脂、糖尿病、骨质疏松等诸多慢性疾病有预防和辅助治疗作用。

2. 健走不是散步，要有一定的运动强度

健走是介于散步和竞走之间的一种中等强度的运动方式。

当健走达到微微气喘、心跳加快，但还能正常说话交流的状态时，身体能量消耗是普通状态的 10 倍以上。

职业女性可以每次健走 30 分钟以上（30 分钟到 1 小时），或者每次至少 10 分钟，每日累计 30 分钟以上。

3. 运动要适量，日行万步为宜，长期超量有风险

以步行作为运动方式的普通成年人，建议每日步行总量为 8000 ～ 13 000 步，其中健走 5000 ～ 8000 步，日常行走约 3000 ～ 5000 步。

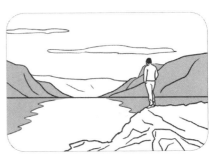

过度健走可能造成腿部关节的慢性劳损，应避免大运动量、单一方式的锻炼。结合健走进行力量、柔韧性等练习，可以使身体得到全方位锻炼。这些练习既是健走的有益补充，也能在一定程度上避免运动损伤的发生。

慢性病或肥胖症患者须在医生或专业健身教练的指导下进行运动。

4. 坚持是关键，利用碎片化时间累积健康效益

职业女性可灵活安排场地，充分利用碎片时间，坚持完成每日健走任务，累积运动带来的健康效益。

5. 重视运动前后的热身与放松

健走前要进行 5 ～ 10 分钟的热身，如活动关节、牵伸肌肉、预

热身体等，可以避免损伤机体。健走结束，进行 5 ～ 10 分钟的整理活动，促进恢复和缓解肌肉酸痛。

6. 挑选合适的鞋和服装

健走时应选择软硬适中的运动鞋，舒适速干的衣物，同时应注意运动后保暖。

应避免在严寒与高热的条件下进行长时间的健走运动。

雾霾天气需要做好个人防护或在室内进行。

7. 健走期间，注意吃动平衡

人体能量代谢的最佳状态是达到能量摄入与能量消耗的平衡，体重变化是判断某段时间内能量平衡与否的简便易行的指标。

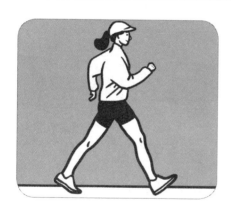

健走运动会刺激食欲，运动后应注意控制能量摄入，特别是高脂肪食物的摄入。如持续健走时间超过 1 小时或出汗较多，运动中和运动后可适量饮用运动饮料。

8. 结伴而行，体会运动带来的欢乐

找志趣相投的朋友一起健走，能愉悦心情，互相鼓励，使健走更可持续。另外，结伴而行，如有突发状况也可有所照应。

同时，城市管理部门应为公众创造适于健走的条件，机关、企事业单位所在的功能社区，应鼓励员工积极参与健走等身体锻炼。

第五章　衰老与健康

在生命周期中，衰老是一个漫长的过程。伴随着衰老过程，女性可能出现越来越多的健康问题和慢性疾病，而导致职业技能损失和因病缺勤增加，相应的经济负担也越来越重。

许多慢性健康问题与工作环境有关，如肌肉骨骼疾患，焦虑或抑郁等心理问题，等等。为了在整个职业生涯中保持健康状态，女性应加强自我健康管理，包括对疾病的认识和响应、合理用药、控制疾病的急性发作、改善自身行为预防慢性健康问题进一步发展、向家庭和社会寻求支持和帮助等。

（一）人体老化到底是什么样的变化

老化是机体新陈代谢的一个自然过程。老化首先表现在机体功能的衰退上，现代科学手段至今还难以阻止老化的过程。

1. 神经系统衰退

人体老化最明显的变化是短时记忆力衰退，容易忘事，刚说过的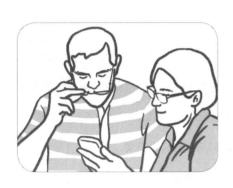事一转身就忘了，所以总是找这找那，还不停唠叨，反复提醒某人做某事。

另外，神经系统衰退会引起双手颤抖，使精细性的工作难以完成，自理能力下降。

同时，受神经系统支配的身体协调功能受到影响，眼和耳等感觉器官和身体动作的协同配合性下降，对危险的回避变得迟钝，容易跌倒而发生事故。

2. 视力下降

机体老化后易出现老花眼、老年性白内障、青光眼、老年性黄斑病变、糖尿病性眼病等。

（1）引起老年性白内障的原因主要有以下几个方面：老年性退行性改变；长期的紫外线照射使晶状体蛋白氧化、变性，遗传因素，内分泌紊乱，屈光不正，近视眼；此外，糖尿病、甲状腺功能减退、高度近视等可加速白内障形成。

（2）青光眼是以病理性眼压升高导致视力和视野损害为特征的一类疾病，晚期出现特征性的视神经凹陷性萎缩。青光眼的主要危害是损害视神经，使患者出现视力下降、视野缺损，并随着病情的发展，缺损范围不断扩大，最终导致失明。

（3）老年性黄斑病变，大多始发于 50 岁上下，年龄越大，患病率越高。干性老年性黄斑病变初期视物昏朦，如有轻纱薄雾遮挡，随着病情发展，患者视物模糊逐渐加重，眼前出现固定暗影，视物变形；湿性老年性黄斑病变早期症状与干性相似，如出现黄斑出血，则该眼视力骤降，眼前暗影遮挡，甚至仅能分辨明暗。

（4）常见的糖尿病性眼病包括屈光性近视、白内障、新生血管性青光眼、眼肌麻痹及糖尿病视网膜病变等。

3. 运动系统老化

维持运动功能的骨骼、关节、肌肉随着年龄的增加会出现各种老化现象，导致行走能力衰退、体力下降，日常生活和自理能力受到限制。

（1）肌肉力量和耐久力的减弱。人体的肌肉力量在 22 岁左右达到最大值，随后逐渐减弱，40 岁以后加速减弱。成年人的肌肉重量大约是体重的 40% 左右，老化过程中肌肉重量也逐渐减少，到了 80 岁时，人体肌肉的重量会减少 30% ～ 40%。

随着年龄增加，人的体力开始下降。在 50 ～ 70 岁之间，人的体力会以每 10 年 15% 的速度下降。随着肌肉力量的下降，耐久力也会降低，肌纤维出现萎缩和数目减少，走路和运动时疲劳感比年轻人增加。

（2）骨骼的衰退。随着年龄的增长，与骨骼形成和吸收相关的激素分泌状态也会发生变化，导致骨量明显减少，骨密度逐渐降低，使人体出现骨质疏松的症状。

对于女性来说，围绝经期会出现卵巢激素分泌的迅速降低，由于这种激素与骨骼代谢有关，所以绝经前后容易出现骨质疏松。

女性在绝经后的几年内，骨量大量减少，每年的减少速度为2%～3%，同时由于骨质疏松，骨骼变脆，容易出现跌倒和骨折的现象。另外，由于脊椎在体重的压迫下发生上下挤压变形，会造成人体的驼背现象。

（3）关节的退行性变化。关节的老化使得关节软骨变硬、逐渐失去弹性，支撑体重的功能也会随之下降，关节周围易形成新的骨骼（骨刺）并产生变形。同时，由于关节本身失去柔韧性，关节活动范围变小，关节退行性变化后易形成挛缩的现象。

关节软骨变性后，软骨会慢慢减少，容易出现变形性关节炎、关节疼痛、关节活动受限制等症状。随着人体日常活动能力下降，关节活动量减少，这些症状会不断加重。

4. 循环系统老化

循环系统的重要器官是心脏和血管。循环系统向人体全身供血，心脏和血管的功能都会随着老化而慢慢衰退。

（1）心脏功能的衰退。随着人体老化，心肌组织的间质部分会沉淀出脂褐素和淀粉状蛋白等异物，导致心脏壁变厚、扩张障碍。

随着人体老化，心脏的另一个变化是防止血液倒流的瓣膜变性，产生肥厚或钙化的现象，从而引发二尖瓣不全或狭窄等瓣膜病。

此外，左心房和右心房扩大，同时瓣膜周围扩大，会引发关闭不全。心脏输送血液的能力下降，每次心搏出量减少，在运动或是爬坡时，人会因心动过速感到力不从心。

（2）血管的老化。动脉壁是由外膜、中膜和内膜3层组成，中膜内含有平滑肌和弹性蛋白结构，可以使血管保持弹性。

新生的血管具有弹性，但随着年龄的增加，血管壁慢慢变硬、失去弹性。血管变硬、失去弹性的原因是平滑肌之间的部分（间质）骨胶原增多，或者弹性蛋白减少或断裂、内膜肥厚、钙化等。

如果血管动脉硬化加剧，血压将会升高。血压上升会增加心脏负担，除了引起心脏（左心室）肥大之外，还会影响调节心脏活动节律的传导系统，从而导致心律不齐。

5. 内分泌系统老化

内分泌系统是生成激素并将激素分泌到血液中的内脏和器官的统称，包括下丘脑、脑垂体、甲状腺、甲状旁腺、肾上腺、胰腺、卵巢或睾丸等。

大部分器官的激素分泌功能会随着年龄的增加而下降。特别是女性的卵巢功能在 50 岁左右衰退非常明显，卵巢分泌的雌激素与孕激素（黄体酮）急剧减少，使女性出现围绝经期反应和绝经现象。

缺乏黄体酮，不仅会导致人体发热、心动过速、出现抑郁症等围绝经期障碍，还会引发各种老年疾病。

男性体内有雄激素（睾酮），睾酮减少的速度比较缓慢，所以，男性一般不像女性那样会出现剧烈的围绝经期变化，但是，在压力过大、环境变化等情况下，睾酮低的男人也可能出现较为明显的围绝经期症状。睾酮减少时，也会导致一些生活习惯病和老年病，还会出现与女性缺乏雌激素时相似的症状。

6. 代谢功能衰退

胰腺分泌一种称为"胰岛素"的物质，人在空腹和睡眠过程中也能持续分泌。胰岛素可以对血糖（血葡萄糖）代谢、脂肪代谢和蛋白质代谢起到调节作用。

随着年龄的增加，胰岛素的分泌量会减少。人体肌肉量减少，脂肪的比例增加，对胰岛素的反应性就会下降，造成胰岛素的抵抗性增强。

因此，中老年人脂肪代谢减慢，进食不多也会长胖，尤其是腹部会堆积大量脂肪，形成"啤酒肚"和"将军肚"等现象。糖作为能量之源非常重要，脑部和肌肉等在休眠过程中也会消耗糖分，血糖可通过各种激素和神经作用进行调节，糖代谢失调引起血糖和尿糖升高，易导致糖尿病。

7. 消化系统衰退

衰老过程的主要变化还有口腔老化、食管老化、胃和肠道老化、肝脏老化等。

（1）口腔老化的表现主要有口腔唾液分泌量减少、咽下反射迟钝、口腔干燥等。人如果不分泌唾液，就难以咀嚼食物；口腔干燥、咽下反射迟钝，食物不能顺畅地吞咽下去，容易"噎着"；口腔老化还可导致口腔卫生状况变差，人易患口腔炎、舌炎、牙周病等，从而感到不适和疼痛，甚至无法饮食。

牙齿缺损和牙龈异常，以及咀嚼食物的咬肌萎缩会导致咀嚼能力降低。舌炎或其他口腔问题易导致味蕾萎缩、味觉功能减退，食欲不振。

（2）因食管老化，吃东西时，食物可能会没有进入食管而进入气管（误咽）。如果食物进入肺部，可引发严重的肺炎，卧床的老人容易发生这种情况。另外，食管下侧的肌肉松弛，或者食管蠕动变弱时，可能导致胃液或胃内的食物反流进入食管引发溃疡。

（3）胃和肠的老化表现为：黏膜萎缩、胃酸分泌减少，人体对病原体的抵抗力下降。同时，患者对铁和维生素的吸收减少。

在肠道老化过程中，小肠分泌消化液的能力会下降，食物的消化吸收就会变差。

大肠蠕动也变得缓慢，容易引起便秘。大肠壁的某个部位向外膨出，形成囊袋状憩室，还可能引发感染。

（4）肝脏老化相对较慢，老化后肝脏对营养素的处理能力以及蛋白质合成能力减弱，乙醇分解能力减弱。

（5）消化道蠕动变弱，将食物输送到胃和肠的速度变慢，因而老年人进食所需要的时间变长，食物容易卡在消化道中。由于胃液分泌降低，再加上胆汁、胰液的分泌减少，影响蛋白质、脂肪的消化吸收，因而整体的消化吸收功能变弱。

8.免疫功能与体内平衡能力下降

人进入中老年阶段，机体免疫能力下降，易患感冒和其他感染性疾病，并且恢复时间延长，往往很难在短时间内恢复到原来的状态；遇到中毒或外伤之类的情况，更加难以复原，并且容易继发其他健康问题。

另外，人体的应激反应能力减弱，体内平衡容易被打破，导致身体出现一系列的问题，恢复起来也较缓慢，应激反应能力与免疫力和各器官的综合功能相关。

9.其他系统和功能衰退

（1）肺组织老化，支气管变细，肋骨、胸骨以及关节难以活动，呼吸肌变弱等，导致呼吸功能衰退。肋骨和肋间肌构成的胸廓老化变硬，导致肺的换气量和肺活量减少，肺弹性下降。

（2）肾脏排除体内废物、维持水电解质平衡的功能衰退，过滤、吸收、尿的浓缩受到影响，尿量变多，夜尿频繁。

同时，膀胱颈部、膀胱括约肌变硬，容易产生残存尿液，即尿不干净。男性前列腺肥大、女性尿道口松弛，从而出现排尿困难和尿失禁的现象。

（3）造血功能因红细胞的生成功能下降而衰退，再加上肠道对铁的吸收减少，中老年人容易发生贫血，在血液检查中红细胞和血红蛋白降低。

（二）50 岁以后应该为老年期做哪些准备

每个人都会有年老的时候，都会有退休的时候。

50 岁的女性正处于围绝经期，或者已经进入绝经期，在面临退休的年龄，应该着手为老龄化做一些准备。

为老年期做准备，应该准备些什么呢？

（1）调整心态，坦然面对老化现象。因为女性怕老，当身体出现明显的老化时，很多人会感到自卑。有些女性为了保持年轻的面容，乱用化妆品，甚至轻易去整容。

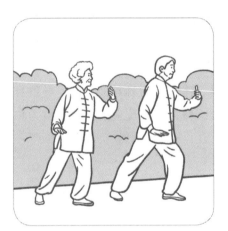

其实人体的衰老是一个自然的过程，谁也无法阻挡，适当保养是必要的，过度在乎面容可能会使自己的心态失衡，会产生过多的焦虑和抑郁。

坦然面对老化现象的关键在于保持良好、平和的心态，忌心浮气躁，安排好目前工作和生活的比例，把暂时没有时间和精力做、而自己又喜欢的事，安排在退休后进行。

（2）结合性格特点，做出符合自己内心需求的计划。退休后你可以研究琴棋书画，闻思修行佛法；也可持之以恒锻炼身体，多运动，保持身心愉快；当然也可帮子女带带孩子，共享天伦之乐。

（3）为"退而不休"做一些准备，列出退休后想做的事情。退休后保持适度的工作状态，做点力所能及的事情，对自己的身心健康有一定的好处。你可以把退休作为转换工作状态、改变工作方式的过程，比如，把重点转到做公益、做自己想做的事情、做支持年轻人的事情上。如果让自己的精神状态一下子松懈下来，很可能会出现一系列的身心健康问题。

（4）交几个志趣相投的朋友，保持与社会的接触非常重要。不要因为退休就脱离群众，与社会隔离。退休后正好有更多的自由时间与朋友喝茶聊天，一起出游。志同道合的朋友可以一起分享快乐，分担忧愁，使退休后的生活更加充实、丰富多彩。

（5）理性看待保健品的功效，不要因为恐老而盲目服用所谓延缓衰老的保健品。老年人常常会受保健品公司的虚假宣传而购买大量没有价值甚至有害的保健品，既浪费钱财，又影响健康。

要根据个人收入和自身健康状况适度服用保健品，不要盲目追求延年益寿抗衰老，做费钱费力的无用功，更不要盲目攀比。

合理饮食是保持健康的有效途径。饮食荤素搭配，荤腥适度，粗细兼食，常吃果蔬，力求品种多样，忌偏食忌暴食暴饮，确保膳食结构科学合理，就足以奠定健康的基础。

（6）要保持良好的卫生习惯，不要放弃自己的形象。日间应勤洗手，床单被褥应常洗常晒，衣服要勤换勤洗，睡前要洗脚，睡眠要充足，每天保持 8 小时睡眠为最佳。要维持良好的生活规律，不要因为退休过于松懈、邋遢，不要放弃自己的形象。

（三）围绝经期女性要保持好心态

围绝经期是从中年进入老年期的一个重要过渡时期，对于围绝经期女性来说，最重要的是保持好的心态。可是，心态调整有那么容易吗？应该怎样保持好的心态呢？

1. 保持好的心态十分重要

好心态是通往幸福之门的钥匙。心态与年龄无关，心态与贫富无关，心态与职位无关，无论处于什么样的境地，好的心态都可以让自己和身边的人快乐。

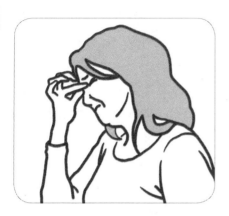

心态好的人总是乐观地考量每一件事，以乐观的心境，保护快乐的状态！

同样面对一件事，心态好的人会正面思考，即使是挫折也会当成一种历练，不断从生活中得到提升；而心态不好的人常常生活在抱怨与哀叹中。

比如，50岁的年龄对于心态不好的人来说意味着年过半百，人生与事业开始走下坡路；而对于心态好的人来说，50岁心态成熟、阅历丰富、资源充沛，人生正处于最好的时期。

2. 要有意识地维护自己的良好心态

心态可能与与生俱来的性格和气质有关，但最重要的是后天的学习和历练。

一旦意识到好心态的重要性，你就会主动放下得与失，把快乐和满足写在脸上，同时也会给周围的人传递正能量。同时积极采取健康的行为方式与生活习惯，调整自己的饮食结构，让自己年轻。

有的人30岁就有着60岁的心态，老气横秋，一天到晚哀怨；有的人60岁却能以20岁的心态面对生活。

当你有意识地主动维护自己的良好心态时，你就可以成为控制自己情绪的主人，你就能以乐观、宁静、理性、感恩的心态对待社会、对待他人、对待生活、对待生命。

3. 保持年轻心态需要有这些基本条件

（1）健康的心理状态。心态与心理是一件事的两个方面，心态是心理状态的一种表现形式。

心态是指对事物的反应和理解表现出的观点和态度，心理是人脑对客观事物的反应，心理现象包括心理过程和人格。

如果一个人心理有问题了，无论如何都不可能有良好的心态。

如果一个人心理健康，表现出来的心态也会是阳光灿烂的。

（2）健康的身体，这是年轻心态的物质基础。衰老首先指身体各器官系统功能的减弱，这是一个新陈代谢的自然过程，无法抗拒，但是通过自我管理可以延缓身体功能的衰老，维持一个良好的状态。

（3）博大的胸怀（正确的人生观）。在这个快速发展的时代，极端个人主义是要处处碰壁的，只有将个人的名利置身于集体，凝聚广大的力量才能减少自身的压力，达到想要的目标。

如果只盯着眼前利益，就会为一点点得失心态失衡、情绪失控。

有什么样的人生观就会有什么样的人生道路。人生观决定你是否幸福，是否乐观面对生活，前路是否越走越宽广，人生是否越活越充实，是否有力量去克服工作和生活中面临的困难和挫折。

所以换一种方式可以说：好心态来源于正确的人生观。

（四）围绝经期女性需要性生活吗

人到中年后，由于身体各器官功能出现衰退，性欲逐渐下降，性生活也会受到很大影响。实际上，对于身体状况良好的女性而言，40岁以后的女性往往是性欲的高峰期，多数女性有较好的性欲，仿佛进入第二青春期，能够很好地享受"第二春"带来的幸福和快乐。

女性保持正常性生活是有益的，主要表现在以下几个方面。

1. 愉悦身心

适度的性生活能振奋精神，使人精神饱满，心情舒畅，提高睡眠质量，增强自信心，使自己在工作和生活中处于奋发向上的状态。

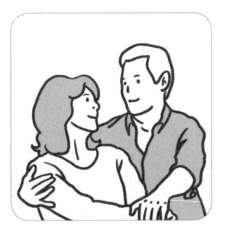

2. 保健防衰老

性生活过程中人体处于激动、兴奋的状态，有助于身体中血液流通，并对皮肤有良好的保健作用。此外，性生活还能发挥运动的功效，对预防围绝经期女性的肥胖有一定的作用，可以起到防止衰老、保持体型的作用。

正常性生活会反射性地作用于垂体，促使卵泡分泌雌激素，避免生殖器官萎缩，延缓卵巢衰退的现象，从而达到延缓女性衰老的效果。

3. 促进夫妻关系和谐

围绝经期的性生活没有了生育等方面，而仅建立在彼此多年恩爱的基础上，所以通过拥抱、抚摸、亲吻、性接触等动作，可以更多地增进夫妻间的感情，使夫妻关系更加融洽，并有助于女性顺利度过围绝经期。

（五）科学保健留住青春和美丽

进入围绝经期，女性想要留住青春和美丽可以从改变生活方式的以下几个方面入手：改变观念，保持积极的心态，克服对性生活的恐惧和忧虑情绪；注意保护阴道，养成良好的生活习惯；适当补充雌激素；等等。

1. 调整心态

要正确看待性爱，克服对性生活的恐惧和忧虑情绪，学会自我调节，将性爱看作是生活的一部分。

2. 注意保护阴道

围绝经期女性由于**雌激素减**少，阴道分泌物日益减少，会出现阴道干燥、萎缩现象，导致性交疼痛。

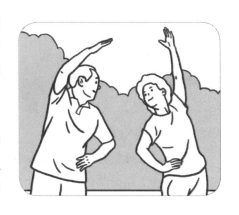

为了避免这种现象的发生，性交前可在阴道口和阴道壁上涂一些含雌激素的油剂或霜剂，从而起到润滑和保护阴道黏膜的作用。

3. 适当补充雌激素

雌激素水平的下降意味着女性围绝经期的到来，为了延缓衰老，可以在医生的指导下补充雌激素，改善围绝经期的生活质量。

4. 养成良好的生活习惯

不规律的作息时间和生活习惯会影响围绝经期女性的生活质量。

因此进入围绝经期的女性更需要养成规律的生活习惯，保持充足的睡眠，绝经前后尽量保持和谐的性生活。

5. 性生活的表现形式可以多种多样

围绝经期的性生活并非仅仅是性交，也可以是拥抱、亲吻和爱抚，这些都是性生活的内容，同样也能够增进夫妻间的感情。

进入围绝经期，女性应该重新调整自己的性心理，从新角度看待性爱和情爱。

6. 独身女性如何优雅地度过围绝经期

围绝经期女性需要性生活，但是独身女性应该怎么做呢？

性生活只是生活的一个小小方面，不是全部。围绝经期的性生活不单是性交，以释放性能量（libido）为目的的任何行为都可以达到同样的效果。

另外，独身女性需要保持乐观的心态，顺其自然，不攀比就不会有失落。结交几位同性和异性的好朋友，不要在心理上与别人隔离。同时，坚持做好以下几点也有助于优雅地度过围绝经期：

（1）认真经营自己的事业，保持自信。

（2）坚持体育锻炼，保持好的身材、好的身体。

（3）找到适合自己的娱乐方式，让自己的生活充满乐趣。

（4）调整饮食结构，减少性能量的积压。

无性是人生必经的阶段，现实生活中无性婚姻也很常见。逐步向中性化过渡也是一种正常的选择。所以独身女性并不是一类异常的女性。

（六）为什么女性比男性长寿

2017 年，WHO 公布的中国人口预期寿命为 76 岁，女性 77.37 岁，男性 72.38 岁，女性比男性高 4.99 岁。

据世界各国的人口统计，女性寿命一般比男性长 5～10 年。

为什么女性寿命会比男性长呢？可以从下列几个方面进行分析。

（1）与性染色体有关。在 23 对染色体中，男性性染色体是 XY，女性为 XX，有些遗传病是通过性染色体传给下代的，叫伴性遗传，如血友病等。当致病基因在 X 染色体上时，如果仅在一个 X 染色体上，且呈隐性，另一个 X 染色体的同位基因就可保护女性不患此病。

此外，若干免疫调节基因也存在于 X 染色体上。那么，女性就具备双倍这类基因，一套受到损伤后，另一套可以补偿。因而，女子免疫系统衰退较迟，死于癌症及传染病的较男性少。

（2）与生理状态有关。女性分娩和月经定期失血作为一种生理刺激，使女性造血机能比男性旺盛，而且保持时间相当长。

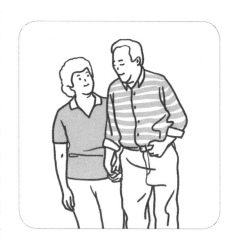

（3）与女性体内雌激素有关。雌激素具有保护血管壁的作用，可以防止其变硬、变脆。而男性机体对肾上腺素及其他缩血管活性物质反应较女性更为强烈，因而男性发生心血管病机会多于女性。雌激素还有保护肝脏的功能，携带乙（丙）肝病毒的男性发展成肝硬化、肝癌的比例高于女性。

男性患心脏病的概率是女性的 1.07 倍，患脑溢血的概率是女性的 1.04 倍。90 岁以上的女性平均患有 6 种慢性疾病，而 90 岁以上的男性，平均患有 8～9 种慢性疾病。

（4）与生活方式有关。男性吸烟、饮酒的比女性多。加上男性所从事的危险性工种，如高空、高温作业及冶金、电力等较多，因此工伤及意外事故较女性多。

雌性寿命比雄性长是动物界的普遍规律。而人类除了生物学上的差异，还存在社会经济因素、生活方式与行为等复杂因素上的差别。

（七）通过粪便来观察肠道病变

粪便是身体健康与否的信号，观察粪便的性状和颜色可以辨别常见的肠道疾病，太臭、太干、太硬、太少，出血、腹泻以及发生便秘，表明身体出现了问题。

如果一段时间大便特别臭，还经常放臭屁，就要考虑肠道是否有病变。

正常的大便为碱性，在结肠存留时间较长。稀便偏酸性，可刺激肛门周围皮肤而疼痛。食用辣椒或饮酒可引起肛门直肠反应性充血，使痔疮急性发作，造成排便困难，增加大便在肠道内的滞留时间。

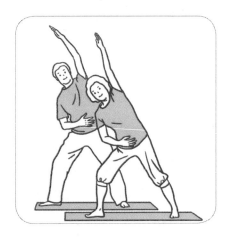

1. 大便恶臭的原因

肠道菌群失调，有害菌过度繁殖，产生的大量粪臭素、硫化氢、吲哚、腐胺等有臭味的物质。

（1）肉食和高蛋白食物吃多了大便会恶臭。肉类中有大量的蛋白质，在经肠道细菌分解过程中，会产生具有刺激性气味的吲哚和粪臭素。

（2）刺激性食物影响消化系统。酸甜苦辣咸的食物吃多了会影响消化系统的工作，导致消化能力减弱，味觉刺激变差，食物长期在肠道中，未被消化吸收排出，排出的大便已经是几天前吃下去的食物，恶臭气味严重。

（3）缺少运动，肠道蠕动慢。在办公室长期久坐，缺少运动，肠道蠕动变慢，大量的宿便在肠道中，没有及时有规律地排出，就会有恶臭的气味。

（4）消化功能减弱。消化液分泌降低，肠道蠕动变慢，吃进去的或已经在肠道中的食物没有得到充分的消化吸收，有益细菌因没有较好的环境，受到压抑，导致有害细菌盛行，产生恶臭气味。

2. 肠道问题可引发多种疾病

肠道是人体主要的消化器官，大约 99% 的营养物质会通过肠道消化，1% 左右通过口腔的机械性咀嚼和唾液淀粉酶对淀粉的分解消化，100% 靠肠道吸收。

在人体的肠道内，大约存活着 100 万亿个细菌。

这些数目庞大的细菌，根据其对人体健康的影响，可以分成 3 种：有益菌、有害菌和中性菌。其中有益菌是对人体健康起到正面作用的细菌或真菌。肠道菌群负责形成免疫屏障防御病原菌入侵，帮助消化肠胃无法吸收的食物。

随着年龄增长，体内有益菌（双歧杆菌、乳酸菌等）占总菌数的比例逐年降低：婴幼儿时期肠道菌群以有益菌为主，随着年龄增大和身体的老化，有益菌越来越少，容易发生肠道病变。

肠道菌群遭到破坏，紊乱的肠道微生态系统就易引发肥胖、糖尿病、肝脏疾病、炎症性肠病、肠易激综合征、腹泻、哮喘、多发性硬化症，可导致人体提早衰老。

肠道不健康的主要表现有：经常放屁，屁很臭；排便困难，排便黑、硬，呈颗粒状，排便时肛门出血；排便恶臭，正常大便呈偏酸气味，而并非刺鼻恶臭；急性、慢性腹泻，排便有紧迫感，肛门不适，排便不通畅，大便不成形，排便次数增加，排不干净。

3. 如何改善肠道问题

（1）调整饮食结构。适当减少蛋白质和刺激性食物的摄入；饮食注意荤素搭配，最佳荤素比为 1∶4；增加膳食纤维的摄入，膳食中的纤维有助于清理肠道内部环境。

（2）多运动，促进肠道蠕动。久坐办公室的人应当有意识地增加运动的机会，利用工间休息时间起来活动一下；拍拍肚皮，揉揉腰腹部，没事的时候经常按摩肚子。

晚上入睡前，早晨醒来起床前按摩腹部，顺时针 30 次，逆时针 30 次，反复按摩 15 分钟以上既有益于肠道健康，也有益于减去腹部脂肪。

（3）保持心情舒畅。良好的情绪不仅可以增强人体抗病能力，也有助于肠道有益菌生长，抵制致病菌的侵入。溃疡性疾病、肠易激综合征等类似问题属于身心相关的疾病，保持心情舒畅可以在一定程度上抵御这类疾病侵害。

大多数人认为大便恶臭不算事，但是如果长期大便恶臭，再加上有腹痛、腹泻或腹部不适症状，通过饮食调节仍然没有改善，就应该去医院做检查与诊断。

（八）吃完就拉肚子是怎么回事

吃得太多、喝得太多、压力太大、身体受凉等原因可以导致女性腹泻。

腹泻常见的原因有：食用不新鲜的食物；食用某些食物后大量饮

水；受强刺激，压力过大；食用太多油腻食物；腹部受凉等。

此外，许多女性经常发生腹泻是由于过敏性肠道综合征导致的。

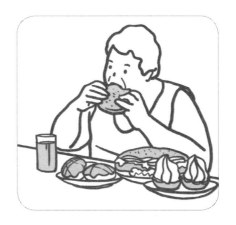

1. 过敏性肠道综合征

过敏性肠道综合征是由于小肠和大肠机能的平衡被破坏，导致周期性发生腹泻和便秘的一种疾病。一般检查不出炎症、溃疡或者息肉等。神经过敏以及原本有精神压力的人容易患上过敏性肠道综合征。

现代医疗技术对此还没有特别有效的治疗方法，但通过减轻精神压力、心理调节、调节肠胃机能等可以改善症状。受过敏性肠道综合征困扰的人们，可以尝试接受中医治疗。

2. 大吃大喝，当心得病

饮食不规律、大吃大喝可引发多种问题，腹泻是最直接、最快速的身体反应。

如果腹泻伴有呕吐、发热时，可能是食物中毒，需要送医院急救。

3. 压力过大是肠胃机能失调的重要原因

当女性尤其是年轻的女孩腹泻和便秘轮番出现时，可能是精神压力过大，导致体内自主神经功能失调或过敏性肠道综合征发作造成的。

4. 其他肠胃疾病也可引起腹泻

十二指肠溃疡、大肠癌等消化道疾病，也可以引起长时间的腹泻。

5. 腹泻的处理

由于腹泻可由多种原因导致，因此要针对腹泻的病因进行治疗。如果是食物中毒，要及时送医院急救，查明导致中毒的化学物质；如果是细菌性感染，要用抗生素治疗（小檗碱、诺氟沙星等）；如果是过敏性肠道综合征，应给予心理治疗并调节胃肠机能，必要时可采用中医或中草药治疗。

（九）肚子疼要学会自我判断

引起肚子疼的病因多种多样，可能是胃肠道疾病，也可能是生殖系统疾病，还可能是心血管疾病，如痛经、卵巢囊肿蒂扭转、胃痉挛、肠易激综合征、急性阑尾炎、心绞痛等。

当腹痛不断来袭时，学会自我判断对于把握治疗时机非常重要。

1. 月经期的疼痛、痛经或其他生殖系统的问题

很多女性都面临着月经期间的肚子痛，一般是由于月经不正常导致，当月经正常时疼痛会减轻；如果持续严重的疼痛影响到工作和生活时，需要去医院进行检查，有可能是生殖器官发生了病变。

2. 女性右下腹或左下腹疼痛，要警惕卵巢囊肿蒂扭转

女性右下腹或左下腹突然疼痛，需警惕卵巢囊肿蒂扭转——即因卵巢囊肿坏死和破裂而引起的卵巢扭转，多发于妊娠期和产褥期的女性，也可在女性突然改变体位时发生。

3. 肠胃痉挛，伴有腹胀或腹痛，可能是胃肠痉挛或肠易激综合征

肠胃痉挛、腹胀以及排便习惯改变（便秘或腹泻）是肠易激综合征的前兆。

根据症状的不同，肠易激综合征可分为腹泻主导型、便秘主导型和腹泻便秘交替型，可持续或间歇发作。

一般情况下，肠易激综合征的症状可通过改变饮食、生活习惯、缓解压力等方式缓解，某些重症患者需要在医生指导下服用解痉药、胃肠动力药等相关药物。

4. 上腹部疼痛，提示心脏相关疾病

如果疼痛区域正好在肋骨下方的上腹部，呈刺痛或者压痛，并伴有呼吸困难、气短症状，很可能提示心脏相关疾病。

高血压或糖尿病等慢性疾病患者，需要格外警惕以上症状，一旦出现，要及时就医。

中老年人如发生上腹痛、恶心和打饱嗝，有可能是心肌梗死的首发症状，建议立即去看急诊。

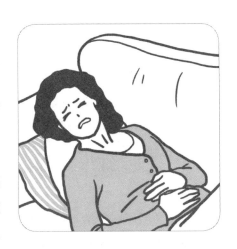

5. 右下腹突发剧烈疼痛，可能是急性阑尾炎

突如其来的右下腹剧烈疼痛可能是急性阑尾炎的征兆。

急性阑尾炎引起的腹痛通常从肚脐周围起始，数小时后，疼痛加剧并转移固定至右下腹。

患者可同时伴有呕吐、腹泻或便秘，以及发热，需要马上就医（进行阑尾切除手术治疗），否则有生命危险。

6. 突然发生剧烈胃疼

突然发生剧烈胃疼，可能由以下 2 种情况导致：

（1）胃穿孔：一般为持续性刀割样或烧灼样疼痛，可很快扩散至全腹部。胃穿孔常见于有消化性溃疡病病史，或过量服用阿司匹林或非甾体抗炎药的患者，它是溃疡病患者严重的并发症之一。

（2）腹膜炎：腹膜炎由腹腔内脏器感染、坏死穿孔、外伤等原因导致，表现为严重腹痛、腹肌紧张，以及恶心、呕吐、发热等，严重时可出现血压下降和全身性中毒反应。

无论胃穿孔还是腹膜炎，都应及时抢救和治疗，否则可有生命危险。

7. 下腹部刀割样疼痛，可能是肾结石

下腹部刀割样疼痛，并伴随恶心、呕吐、发热和寒战，可能是肾结石的标志，需要及时就医，以 B 超或 CT 判断结石的准确位置并确诊，然后用非甾体抗炎药缓解疼痛，用 α 受体阻滞剂治疗肾结石。

8. 左下腹疼痛，可能是结肠憩室引起

憩室易出现在左结肠，发病率会随着年龄的增长而逐渐增加。

憩室本身并无大碍，但当其开口被堵塞时，可形成憩室炎。

结肠憩室引起的腹痛常位于左下腹，走路及身体移动时疼痛加重，但也有可能发生在有憩室的任何部位。

憩室炎应使用抗生素治疗。当结肠憩室出现穿孔、出血等并发症，或者反复发作且以往内科治疗证明无效时，需要手术切除病变的结肠。

9.餐后腹痛，可能提示胆囊疾病

在吃过油腻大餐之后感到强烈腹痛（可持续 30 ~ 60 分钟，或时有时无，或逐渐加重），可能提示胆囊疾病，多见于 40 岁以上超重或肥胖的女性。

（十）肠道疾病难分辨，要学会自检

肠道疾病很常见，由于病因很复杂，很多时候容易被误诊、被忽略，而耽误治疗时机。如果不及时治疗，反复发作，严重者可转化为癌症。

事实上，肠道疾病在其早期就会有一些信号。

1.症状一：恶心、呕吐、拉肚子

恶心、呕吐症状可发生于多种不同的疾病，所以常常被忽略。腹泻俗称"拉肚子"，是肠道疾病典型的症状之一，主要表现为排便次数明显超过日常频率，而且粪质稀薄、水分增加，每日排便量超过200g，有的含未消化食物或脓血、黏液等。腹泻常伴随着排便急迫感、肛门不适、失禁等症状。

（1）可能病因。肠道疾病容易出现恶心、呕吐、拉肚子等症状，主要有以下几种病因。

高位肠梗阻或肠运动功能异常时，会出现呕吐。

食物中毒刺激肠道，并作用于中枢神经系统导致呕吐、腹泻等症状。

细菌感染，如食用被大肠杆菌、沙门氏菌、志贺氏菌等污染的食品就会出现不同程度的腹泻。病毒感染，如轮状病毒、诺瓦克病毒、柯萨奇病毒、埃可病毒等感染后，机体也会出现腹泻现象。

长期食用生冷食物，如常饮冰啤酒易导致肠道功能紊乱，从而引起腹泻。

（2）建议。恶心、呕吐、拉肚子时，要谨慎对待，具体做法如下。

多喝水。因为大量排便会导致身体严重缺水和电解质紊乱，此时必须补水。

及时就医诊治。在确诊病情之前，切不可私自胡乱用药，特别是止泻药，容易加重病情。

检查之前所食用的食物，及时排除食物中毒的可能性。

查看是否有过敏史，注意避开过敏食物。

日常少吃生冷食物，避免由此引起肠道不适，导致腹泻。

2. 症状二：食欲不振，经常便秘

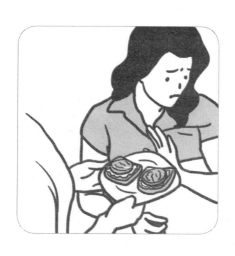

经常性的便秘会使皮肤越来越差，色斑、黄褐斑纷纷找上门来。

正常情况下，人每天要吃3餐，排便至少1次，以早上为佳，色泽金黄，软硬适中。一旦出现胃口不佳，而且排便次数减少、粪便量减少、粪便干结、排便费力等，就要注意是否患有肠道疾病。

（1）可能病因。食欲不振和便秘是肠道疾病常见的临床症状，主要病因有以下 2 种。

① 肠道疾病，如肠道器官病变，出现炎症、肿瘤或其他原因引起的肠腔狭窄或梗阻等情况。

② 外来因素刺激，如饮食不良、饮水不足、精神刺激、滥用泻药等外因导致肠道不适。

（2）建议。食欲不振和便秘对身体的伤害很大，一定要注意调整，具体做法如下。

多喝水、多吃水果和蔬菜，补充足够的水分和膳食纤维。

养成定时吃饭的好习惯，也要养成定时排便的好习惯。

缓解压力、放松心情，能够帮助缓解精神压力所致的便秘。

及时检查和治疗，排除肠道疾病困扰。

养成有规律的生活，避免由于肠道功能紊乱所致的食欲不振和便秘。

3. 症状三：腹胀、腹痛、脸色差

腹痛分为轻微性的腹痛、连续性的严重腹痛、伴随着呕吐的腹痛。不同症状的腹痛，其诱因也各不相同。

（1）可能病因。轻微性的腹痛多半由消化不良等胃肠道小毛病引起；持续性的严重腹痛且无腹泻可能是十分严重的疾病，如慢性肠炎等；腹痛伴随呕吐，呕吐之后腹痛并未减轻，腹部软软地膨胀，或昏昏欲睡、神志不清等很可能是肠梗阻、肠穿孔、肠套叠、急性肠溃疡、局部肠炎等；腹痛 3 小时以上，先是在肚脐四周痛，有可能伴有呕吐，右下腹阑尾点处明显疼痛，则有可能是急性阑尾炎；腹痛伴随有腹泻多半是吃了不洁净的食物，导致肠道发炎。

（2）建议。腹痛时千万不要服用阿司匹林或其他麻醉性止痛药。阿司匹林对腹痛有害无益，麻醉性止痛药可掩盖症状，干扰诊断。

腹痛持续 1 小时以上者，就医前不能吃东西，以免干扰医生诊断。

腹痛尤其是长时间的明显腹痛一定要及时就医诊治，有可能是较为严重的肠道疾病。

腹痛时不能吃固体食物及喝牛奶等，以免加重病情。

如果腹痛伴有腹泻，则要多饮水，可适当饮用些淡盐水。

4.肠道自检

学会肠道自检，尽早发现肠道问题，及早治疗很重要。自检时可对照表 5-1。

表 5-1　肠道自检对照表

临床症状	可能疾病
进食时有胸骨后受阻，疼痛感，且时轻时重	食管炎、食道憩室或食管癌早期
饭后饱胀或终日饱胀、嗳气但不反酸，胃口不好，体重减轻，面色轻度苍白或发灰	慢性胃炎（特别是慢性萎缩性胃炎）、胃下垂
饭后上中腹部疼痛，或有恶心、呕吐、积食感，疼痛有规律，如受凉、生气、吃了刺激性食物后发作	胃溃疡
经常在饭后 2 小时左右出现胃痛，或半夜痛醒，吃点东西可以缓解，常有反酸现象	十二指肠溃疡或十二指肠炎症
饭后腹部胀痛，常有恶心、呕吐，偶可呕血，过去有胃病史，近来加重，或无胃病史，近期出现贫血、消瘦、不思饮食，可在脐上或心口处摸到硬块	胃癌
饮食不当或受凉后发生腹痛、腹泻，可伴有呕吐、畏寒发热	急性胃肠炎、急性痢疾
饭后立即腹泻，吃一顿泻一次，稍有受凉或饮食不当就发作。也有可能时而腹泻时而便秘，腹泻时为水样，便秘时黏液较多，消瘦	过敏性肠炎

（十一）幽门螺杆菌感染要不要治疗

很多人做过幽门螺杆菌检测，阳性率非常高，要不要治疗？什么情况下治疗？

正常情况下，只有20% ~ 30%的幽门螺杆菌感染者会出现炎症和不适，转变为溃疡病的更少。因为胃黏膜有一套完善的保护层，能够抵挡细菌的侵袭。而一旦胃黏膜受损，胃黏液分泌不足，覆盖在胃黏膜表面的保护层变薄，胃黏膜裸露在外，幽门螺杆菌就会附着在黏膜表面的薄弱处，引发炎症或溃疡，同时不断释放毒素，阻止溃疡面的愈合，甚至引发癌变，成为胃炎久治不愈的原因。

很多幽门螺杆菌阳性者，在医生的建议下采取四联疗法治疗，即"2种抗生素+1种抑酸剂+1种促动力剂"，经过一两周时间的治疗，幽门螺杆菌转阴，胃部不适得以缓解。但没过多久又开始反酸、胃胀、隐痛，再次检查发现幽门螺杆菌又转阳性了。

四联疗法通常采用克拉霉素、阿莫西林、替硝唑、甲硝唑等抗生素以及一些抑酸剂、胃黏膜保护剂，这些都具有抑制杀灭幽门螺杆菌的作用，可以有效杀死幽门螺杆菌。

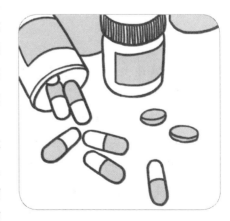

但是这不是一劳永逸的事情，幽门螺杆菌很容易反复感染。

首先因为感染途径没有切断，人群中幽门螺杆菌感染率超过60%，只要与人共用餐具、同时进餐，都可以感染，家庭成员有感染者就更容易重新感染。

幽门螺杆菌的传播性较强，患者打嗝、反酸就会使口腔、牙龈感染，共用餐具、接吻等都可感染此菌。

由于抗生素四联疗法只有杀菌、抑酸、隔离的作用，虽能暂时阻止胃酸、菌毒、有害物对胃黏膜的刺激，解除胃部不适，但不具有修复受损胃黏膜以及提高胃黏膜抵御力的作用。

因此，用抗生素杀灭幽门螺杆菌只是暂时有效，无法维持长期效果，即便是暂时杀菌成功，只要患者的胃黏膜还存在薄弱环节，就无法避免幽门螺杆菌的再度感染。大量用药还会刺激损伤患者的胃肠、肝肾，进一步破坏胃黏膜。

所以一般情况下，幽门螺杆菌感染不作为抗生素治疗的指证。

只有当人体抵抗力下降，胃黏膜受到刺激才能致病。

当胃部出现严重不适、溃疡时需要对症治疗、修复胃黏膜。保护胃黏膜主要靠个人养成良好的生活习惯，避免烟酒和刺激性食物，饮食要清淡、有规律，不要暴饮暴食，也不要饿一顿饱一顿，保持愉快的心情，提高身体抵抗力。

（十二）偏头痛为何"偏爱"女性

偏头痛在头痛中排名第 2 位，女性偏头痛的发病率是男性的 3 ～ 5 倍。

偏头痛是一种常见的和慢性的神经血管疾患，患病率为 5% ～ 10%。偏头痛是一种一侧或两侧颞部反复发作的搏动性头痛，一般在青春期起病，多发于年龄 25 ～ 34 岁的女性。

偏头痛患者通常有家族病史。

偏头痛特征是发作性的、多为偏侧的、中重度、搏动性头痛，一般持续 4 ～ 72 小时，可伴有恶心、呕吐，光、声或活动可加重头痛，在安静环境中休息则可缓解头痛。

为什么偏头痛"偏爱"女性朋友？

首先，女性在月经期间，体内雌激素含量猛增，能刺激机体产生一种叫"血清基"的神经化学物质。这种物质有选择地兴奋大脑某个区域，并影响大脑血液循环，导致情绪激动，烦躁不安，睡眠不好，从而引起偏头痛。

其次，在排卵期或月经前后，血液中的前列腺素会大量释放，对偏头痛起着"推波助澜"的作用。前列腺素是一个"帮凶"，它有扩张血管、松弛平滑肌的作用，使血管收缩、舒张功能紊乱，也是引起偏头痛的原因之一。

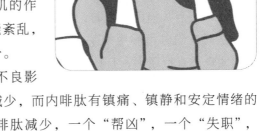

最后，由于血清基的不良影响，血液中的内啡肽分泌减少，而内啡肽有镇痛、镇静和安定情绪的作用。前列腺素增加，内啡肽减少，一个"帮凶"，一个"失职"，加重了偏头痛的程度。

预防与控制偏头痛要从以下几个方面做起。

1.忌食引起偏头痛的食物

含高酪胺的食物，如咖啡、巧克力、奶制品等，易引起偏头痛，应控制食用。

动物脂肪，是诱发偏头痛的主要因素（约占50%），严格控制动物脂肪的摄入可防止偏头痛发作。

酒精及饮品，如红葡萄酒、白酒、柠檬汁、柑橘汁、冰淇淋等可以引起偏头痛。

牛肉香肠、肉类腌制品、酱油等也可诱发偏头痛。

2.注意生活规律

想要防止偏头痛发生，就应避免过度疲劳、压力过大。同时要找出头痛诱发及缓解的因素，并尽可能避免，如避免食用某些食物，保持规律的作息时间、规律饮食等。此外，有规律的锻炼，如长跑等，可有效地减少偏头痛发作。

3.放松心情

一旦偏头痛发作,千万不要烦躁。心里越烦躁,头痛的感觉越强烈,记忆就越清晰,发作后的情绪也会越低落,而不良的情绪又是诱发下一次偏头痛的因素。

因此,当头痛困扰你时,要让自己安静下来,最好躺下来睡上一两个小时,同时可服用维生素 B_1 和镇静止痛药。分析一下以下信息可帮助自己查找原因,有针对性地采取预防措施:

头痛是否与月经、劳累、紧张、饮食、气候等因素有关?

头痛前有无疲乏、情绪波动、身体不适、视觉模糊、感觉运动异常等症状?

头痛会因咳嗽、打喷嚏、头部转动、行走、爬楼等日常体力活动而加重吗?

你的亲人有没有和你相似的症状?

（十三）带状疱疹治愈后为何还是疼痛难忍

带状疱疹治愈后疼痛还可持续数年甚至十数年,严重影响人们的生活质量。

这就是带状疱疹后遗神经痛（post-herpetic neuralgia,PHN）,是带状疱疹最常见的并发症。PHN是困扰中老年人群的顽痛症之一,是公认的世界级疼痛性疾病。

患者长期遭受剧烈疼痛的折磨苦不堪言,生活质量严重降低,工作和社交能力降低甚至丧失,不论对于个人、家庭或社会都会产生不利影响。

带状疱疹好发于颈部（20%）、腹部（53%）和腰部（11%）。

带状疱疹后遗神经痛患者的疼痛具有明显的特征性，大多属于重度疼痛。

（1）自发性闪电样、刀割样或撕裂样发作痛。这是 70% ～ 80% 的 PHN 患者的疼痛类型，程度非常剧烈，患者往往生活质量下降，无法正常睡眠。由于患区皮肤明显的痛觉过敏，即使棉签纤维轻轻触碰也会引起痉挛性剧烈疼痛，有的患者甚至不敢穿衣。

（2）针刺样疼痛伴持续性烧灼痛。大约 20% 的 PHN 患者属于这种疼痛类型，疼痛程度中等，可影响正常的睡眠。患区皮肤的痛觉过敏现象相对较轻。

PHN 根据神经损伤的程度有所不同，自发性剧烈疼痛常间断发作，缺乏规律性。大部分患者疼痛发作频率小于 10 次每分钟，每次持续时间几秒至十几秒钟，严重者可能大于 10 次每分钟。持续性剧烈疼痛也不罕见，患者异常痛苦，严重影响生活质量。

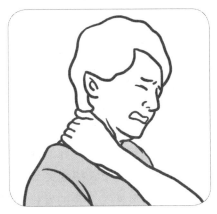

顽固性 PHN，尤其病程长的患者，治疗非常棘手。到目前为止，人们还找不到任何一种单一的方法能够满意或非常有效地控制大部分患者的剧烈疼痛，所以只有综合治疗。

临床上一般采取以促进神经损伤修复为主的综合治疗。

心理治疗在 PHN 的治疗中十分重要。PHN 病史较长，疼痛剧烈，生活质量下降，会有悲观失望的情绪，大多会出现不同程度的心理障碍，如焦虑、抑郁、异常人格特性甚至自杀倾向，单用药物治疗或神经阻滞对这类疼痛达不到满意的治疗效果，必须辅助相应的心理治疗。

在加强治疗的同时，应积极进行心理干预，对患者进行耐心细致的解释，使患者消除心理障碍，树立战胜疾病的信心。

（十四）痛风病人的自我健康管理

近年来，痛风患者逐年增加，痛风的发病年龄多在 50 岁上下，患病率随年龄而增加，男性患者人数远远高于女性，多数女性患者为绝经后女性。

1. 尿酸长期居高是痛风发生的关键原因

痛风是全身慢性代谢性疾病，体内嘌呤代谢异常，使血中的嘌呤代谢产物——尿酸含量增高。正常成人每日产生尿酸 750mg，每日代谢尿酸的 1/3（约 200mg）经肠道分解代谢，2/3（约 400mg）经肾脏排泄。

痛风的首发症状通常为 1 个关节疼痛并持续数天，然后症状逐渐消失，关节功能恢复，在下一次痛风发作前一般没有症状。

但如果病情加重且在发作后不积极治疗，将会导致更频繁的发作并可波及多个关节，病变关节将产生永久性损害。

急性痛风性关节炎的发作一般没有先兆，微小的损伤、手术、过量饮酒、过多食用富含蛋白质的食物、疲劳、情绪紧张或各种疾病均可诱发。

痛风的典型症状是在夜间发作的单个或数个关节的剧烈疼痛，且疼痛会逐渐加重，令人难以忍受，还会出现关节红肿、发热和触痛等症状。

疼痛在 24 小时以内达到顶峰，3 ～ 4 日后逐渐缓解。

2. 控制饮食可有效预防痛风

急性痛风性关节炎发作期的患者应忌食高嘌呤食物，如酵母、胰脏、浓缩肉汁、肉脯、沙丁鱼、凤尾鱼、动物心脏等；可食用葡萄、橘子、山楂、番茄、苹果、咖啡、茶、奶、蛋、海藻类等低嘌呤、偏碱性食物；急性期过后可食用一些弃汤汁的瘦肉类食品。

当高尿酸血症发展到一定程度时，尿酸盐结晶就会沉积在各个关节，引起关节的变形并逐渐丧失功能。随着尿酸盐结晶的增加，关节组织会被破坏，关节活动功能丧失。

痛风不仅可引起急慢性关节炎，而且常累及肾脏引起间质性肾炎、泌尿系统结石。

为了预防和治疗痛风，饮食上应做到两多两少。

（1）多饮水，少喝汤。痛风患者要多喝白开水，少喝肉汤、鱼汤、鸡汤、火锅汤等。多饮水也是一种治疗手段，它可以稀释尿酸，加速排泄，使尿酸水平下降。

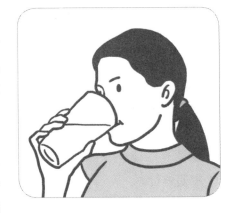

（2）多吃蔬菜，少吃米饭。多吃菜，有利于减少嘌呤摄入量，增加维生素 C，增加纤维素。少吃米饭有利于控制热量摄入，限制体重、减肥降脂，有利于控制痛风发作。

3. 主动控制相关慢性病

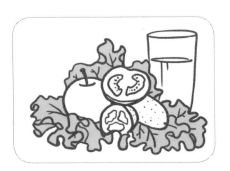

痛风患者 8 成以上患有脂质代谢紊乱、糖尿病和心脏疾病等生活方式病。痛风发作时的检查也是检查其他疾病的好机会，要尽早就医。

高尿酸血症与高血压、冠心病、高脂血症、糖尿病等发生率有相关性。长期患高尿酸血症会加速人体动脉粥样硬化的发展，使心脑血管意外的发生率显著增高。

痛风预防的最好办法就是定期检查血尿酸浓度，一旦发现血尿酸超过正常值，就要服用降尿酸药物，只要控制了高尿酸血症，痛风就不会发生。

4. 治疗

目前，对痛风仍无根治药物。药物治疗限于：尽快终止急性发作和预防急性关节炎复发；预防和治疗尿酸盐在关节、肾脏等组织中沉积；预防尿酸性肾结石；治疗高血压、高脂血症、糖尿病等并发症。

女性发病率低的原因主要有：女性雌激素具有保护作用；女性喝酒没有男性多；女性饮食较规律、合理；女性善于管理自身健康。

预防痛风的总体原则是：① 合理控制饮食；② 摄入充足的水分；③ 生活有规律；④ 适当参加体育活动；⑤ 采取有效的药物治疗；⑥ 定期体检。

5. 食物中嘌呤含量的比较

（1）极高危险（每 100g 食物含嘌呤 150～1000mg）：酵母、胰脏、浓缩肉汁、肉脯、沙丁鱼、凤尾鱼、牛肝、肾。

（2）较高危险（每 100g 食物含嘌呤 75～150mg）：咸猪肉、鹅肉、松鸡、肝、肾、野鸡、羊腿肉、鸽肉、小牛肉。

（3）中等危险（每 100g 食物最多含嘌呤 75mg）：芦笋、鲈鱼、牛肉、鸡肉、比目鱼、火腿、羊排、牡蛎肉、兔肉、鱼卵、虾、猪肉、菠菜和豆类。

（4）危险最低（基本不含嘌呤）：茶、咖啡、果汁、汽水、巧克力、可可、各种乳类和乳酪、蛋类、各种脂肪、黄油、海参、鱼翅、面粉、谷类、糖、各种坚果、蔬菜（除豆类和菠菜）、水果类。

（十五）控制糖尿病的 4 个步骤

糖尿病是一种复杂的、隐蔽的疾病，自我管理是控制糖尿病的关键。有 4 个步骤，是糖尿病患者一辈子都要做的。

1. 第一步：了解糖尿病

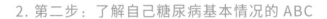

（1）患者需要了解身体里的血糖水平。

（2）患者需要了解糖尿病的 3 个主要类型（Ⅰ型糖尿病、Ⅱ型糖尿病、妊娠糖尿病）及其特点。

（3）患者需要知道糖尿病是复杂的疾病。

（4）所有患糖尿病的人都必须选择健康的饮食、保持健康的体重，且每天要坚持运动。

2. 第二步：了解自己糖尿病基本情况的 ABC

A 是 HbA1c（glycated hemoglobin A1c，糖化血红蛋白 A1c）：它显示了你近 3 个月的血糖水平。血糖控制良好的目标是：空腹血糖不超过 7.0 mmol/L，非空腹血糖不超过 10.0 mmol/L。

B 表示血压：大多数患糖尿病的人血压目标值低于 130/80mmHg。高血压会使心脏负担过重，导致心脏病发作、中风和肾脏问题。

C 表示胆固醇：大多数人的低密度脂蛋白胆固醇（low-density lipoprotein cholesterol，LDL-C）目标值低于 2.6mmol/L（100 mg/dL），总胆固醇低于 4.0mmol/L（160mg/dL）。

3. 第三步：控制糖尿病

（1）执行糖尿病饮食治疗计划。

（2）通过选择食物和多运动来控制体重。

（3）如果感觉心情低落，就请求帮助。

（4）戒烟。

（5）即使感觉良好，也应服药。

（6）每天检查双脚，是否有伤口、水泡、红斑和肿胀。

（7）每天刷牙，以避免口腔、牙齿和牙龈问题。

（8）检查血糖。可能需要每天测试 1 次或多次；如果医生建议，请检查血压；向医生报告视力的任何变化。

4. 第四步：获得常规护理以避免病情发展或并发症

控制糖尿病需要认真做好以下检查，按要求开展自我健康管理。

每年测 2 次 HbA1c，如果超过 6.5%，应每 3 个月检测 1 次。

每年做 1 次胆固醇检测、甘油三酯检测、全面的足部检查、牙齿和牙龈的检查、散瞳检查、通过尿液和血液检测。

（十六）心脑血管疾病患者的自我管理

一位 50 岁的博士后第二次发生了脑血管意外，幸好救治及时，身体无大碍。他第一次发生脑血管意外时才 40 出头，与妻子、孩子分居两地，从事研究工作，在一次课题结题时，连续工作三天三夜后一头栽倒，被同事送进了医院。经过一番抢救与治疗，虽然死里逃生，但一度双目失明（眼底微小血管栓塞），为此休养了数月，渐渐恢复。

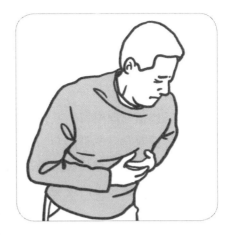

这次意外发生在某基金项目申请过程中，长期的熬夜、加班使得他又一次病倒，"悄悄"住了2个月医院，没告诉亲人、朋友和同学。

这次意外又一次敲响了警钟：问题的关键在于个人缺乏良好的自我健康管理。像很多脑力劳动者一样，他为了在工作中多出成绩、出好成绩，全力以赴投入工作中，却忽视了自身的健康管理。

心脑血管疾病容易发生的高危人群有以下特点：性格内向、不善交往、自我要求高（争强好胜）、工作压力大、社会支持少、缺少家人关爱、独居的中年男人（生活不规律）。

冠心病是威胁人类健康和生命的严重疾病之一。冠心病的病因除了遗传因素和高血压、高血脂、糖尿病、吸烟等已为人们熟知的因素外，心理情绪、行为因素也与冠心病发病密切相关。

1950年美国研究者发现在冠心病患者中有一种特征性的行为模式，那就是A型行为特征。

具有A型性格的人有强烈的竞争意识和高度的时间紧迫感，所以，他们较易获得事业上的成功及学习上的进步。但是，这类人性格急躁，遇事容易冲动，往往因发怒而把事情搞砸，并导致人际关系紧张。

研究发现，A型性格往往是心血管疾病发病的独立危险因素，特别在冠心病的发生与发展过程中，A型性格往往起"扳机作用"，即由于经常发生强烈的心理应激，促使与激发动脉粥样硬化斑块的形成。

心脑血管意外的预防和高危人群的管理需要从这几个方面入手：症状或身体管理、时间和压力管理、饮食和行为管理。

对于已经出现高血脂、高血糖、高血压的人来说，管理好自身症状，及时准确用药，控制好"三高"是重要的手段。对于体重超标的人来说，减肥、通过运动和改变饮食结构来控制体重非常重要。

自我健康管理是一种动态和连续的自我调节过程，自我健康管理由多种行为组成，不仅包括对症状的认识和响应、控制急性发作以及用药，还包括管理亲属关系以及向重要人物寻求帮助。

个体要对自己的健康负责，这是自我健康管理的核心思想，无论你在学业和事业上做出多大的成就，如果没能管理好自身的健康，就不能算作真正意义上的成功。

（十七）预防心脑血管疾病要杜绝"病从口入"

心脑血管疾病往往与不良饮食习惯紧密相关。病从口入，不仅是指吃进有毒有害的食物引起病痛，也指吃得太多、偏食挑食导致饮食不均衡带来疾病。

1. 影响心脑血管疾病的主要饮食习惯

（1）高盐。长期高盐饮食是导致心脑血管病的重要危险因素，近 10% 的心脑血管疾病与高盐饮食有关。我国很多地区的居民口味偏咸，每日人均盐摄入量超过 10.6g，农村地区的人均盐摄入量更高，喜欢各类腌制食品的人每日盐摄入量也很高。WHO 建议每人每天盐摄入量不超过 6g，《中国防治慢性病中长期规划（2017—2025 年）》提出，到 2025 年每日人均盐摄入量小于 9g。

（2）高脂高胆固醇。高脂高胆固醇饮食是导致高脂血症的重要因素，容易引发动脉粥样硬化，导致高血压、心脑血管疾病。经常吃大鱼大肉或炒菜时喜欢放很多油的人，摄入的食物中脂肪含量过高，经常吃快餐、吃食堂的人也不可避免地摄入过多脂肪。油炸食物、肉制品、糕点等，也是食物中脂肪的主要来源。

（3）高糖。糖类主要来源于饮料、果汁、各种甜点。高糖饮食属于高热量、低营养素的饮食，7.4%的心脑血管疾病与高糖饮食有关。

2. 怎么吃才算健康饮食

健康饮食应注意多食用下列食物。

（1）谷物和杂粮，如糙米、全麦面包、燕麦片等。

（2）蔬菜。多吃各种蔬菜，每天摄入蔬菜500g以上，蔬菜应多样化，适量摄入含粗纤维食物，如芹菜等。

（3）适量水果。水果含有多种维生素和微量元素，对软化血管、美容有很大帮助。

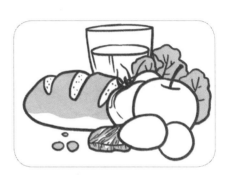

（4）牛羊奶及奶制品。

（5）适量动物蛋、瘦肉和鱼虾等。

（6）坚果。每日吃50g未添加盐和食用添加剂的坚果。

（十八）癌症为什么难以治愈

无论男女，癌症的发病率从40岁以后呈现指数级增长，也就是说，随着年龄增长，患癌症的风险增高。

癌症是由基因突变造成的。人体内大概有两万多个基因，真正和癌症有直接关系的大概100多个。这些与癌症相关的基因突变1个或者几个，癌症发生的概率就非常高。基因突变发生在细胞分裂的时候，每一次细胞分裂的时候都会产生突变，但是多数突变都不在关键基因上，因此癌症发生仍然是小概率事件。随着年龄增大，中老年人发生癌症的概率增高。

癌症治愈难主要难在以下几个方面。

1. 癌症是一种"内源性疾病"

对待"外源性疾病"，如细菌感染等，可以采用抗生素，杀死细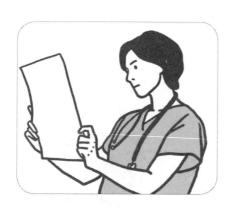菌而人体细胞不受损害。而癌细胞是变坏了的人体细胞，几乎是"杀敌一千，自损八百"，这就是大家常听到的"副作用"。比如传统化疗药物能够杀死快速生长的细胞，对癌细胞有杀灭作用，但是化疗药物杀死癌细胞的同时，也杀死了很多毛囊细胞，因此化疗病人头发常会掉光。同时，负责造血和维持免疫系统的造血干细胞也会被大量杀死，因此化疗病人的免疫系统非常脆弱，极容易感染。消化道上皮细胞也会被杀死，于是病人会严重拉肚子，没有食欲，等等。

2. 癌症不是单一疾病，而是多种疾病的组合

肺癌是我国癌症的第一杀手，30 年来发病率增加 465%。我国每年有近 60 万新发病人。

肺癌病人平均基因突变数目接近 5000 个，这么多的变量随机组合，导致每个病人的病情都有不同，癌症的多样性使得每一种药物的治疗效果有限。

科研机构每次只能针对很小的一些病人研发药物，每一种新药开发都会需要大量时间和金钱的投入，而且研究进展缓慢。

3. 癌细胞的抗药性突变

癌细胞具有很强的进化能力，它会不断变化，想方设法躲避药物的攻击。比如，肺癌治疗药物色瑞替尼在临床试验的时候，就发现有很多癌细胞在接受药物几个月以后就丢弃了突变的间变性淋巴瘤激酶（anaplastic lymphoma kinase，ALK）基因，而产生新的突变继续增殖。

鉴于以上几个方面的原因，目前癌症的治疗还是一个世界性的难题。

（十九）甲状腺癌为何"偏爱"女性

说起女性患者容易得的肿瘤，不少女性朋友首先想起的就是乳腺癌，殊不知甲状腺癌尤其"重女轻男"。通常来说，甲状腺癌患者中女性和男性占比为 3 : 1。这些年，甲状腺癌有激增的趋势，已成我国癌症谱中女性恶性肿瘤上升速度最快的肿瘤。

1. 甲状腺的作用

甲状腺是人体重要的内分泌器官，它的主要作用是分泌甲状腺素，这是人体调节新陈代谢必需的一种激素。如果甲状腺素分泌太多了，人的新陈代谢速度就很快，表现为心慌、燥热、多饮多食、消瘦、手颤、月经紊乱、稀发等。如果甲状腺素分泌太少了，人的新陈代谢速度就很慢，表现为反应迟钝、无精打采、浮肿、脱发等。因此，甲状腺对于人体来说十分重要。

2. 甲状腺结节需要治疗吗

甲状腺结节在女性群体中很常见，远多于男性。其实甲状腺结

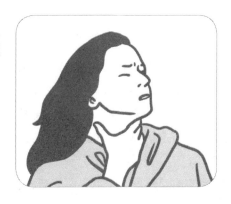

节目前在人群中十分普遍，所幸大多数人的甲状腺结节都是良性的。恶性的甲状腺结节——甲状腺癌——只占甲状腺结节患者的5%左右。少数甲状腺良性结节可能会出现恶变，变成甲状腺癌，这种情况占甲状腺癌的比例很低，大多数甲状腺癌并不是甲状腺良性结节变化而来的。甲状腺结节是否需要治疗，具体要看结节的大小、患者有无症状、结节的性质等决定。良性的甲状腺结节，1～2cm左右大小的，患者无明显症状的，可以观察，不需要特殊治疗。但如果是恶性的结节，也就是甲状腺癌，需要尽早治疗。

3. 为何女性的甲状腺问题多发

为什么甲状腺疾病、甲状腺结节、甲状腺癌"偏爱"女性朋友，这个问题至今在科学上还没有答案。目前已经发现的是，甲状腺疾病与遗传、环境、心理等因素有一定关系。比如，甲状腺肿大可能与食物中缺乏碘元素有关系，甲状腺结节、甲状腺炎可能与碘的摄入量过多有关系。对于甲状腺癌来说，最明确的病因是电离辐射。超过一定剂量的电离辐射会导致甲状腺癌的发病率明显升高。合理的膳食、减少压力、定期的体检、发现疾病及时就医咨询或治疗，是防范甲状腺癌的措施。

4. 甲状腺癌是怎么回事

甲状腺癌属于最为常见的内分泌系统的恶性肿瘤。甲状腺癌中最常见的就是甲状腺乳头状癌，约占所有甲状腺癌患者的90%。甲状腺癌跟其他的癌症相比，发展速度相对较慢，治疗效果也很好，通过治疗，绝大多数患者的寿命没有受到明显的影响。因此，甲状腺癌的防治要点就是早期诊断、早期治疗。甲状腺检查并不复杂，一般通过颈部查体触诊——医生直接触摸患者的颈部以检查甲状腺的情况——就可以初步判断甲状腺有无肿大、有无结节。进一步检查需要进行甲状腺超声，医生根据肿物在超声下的不同特点和表现，即可初步判断甲状腺结节的性质。

（二十）哪些癌症需要定期筛查

疾病筛查是指在某种疾病症状出现之前进行体检，以期及早发现病变。一般情况下，一种可以用于癌症筛查的检查方法必须同时具备以下几点：有效性及特异性，可以相对灵敏地发现某种癌症以及癌前病变；安全性，没有明显副作用；可操作性，经济方便，可以用于大量人群的筛查。

以下 4 种癌症，有必要定期进行检查，以便及早干预。

1. 乳腺癌

（1）适用人群：50 ～ 74 岁的女性，建议每 2 年做一次乳房 X 线造影检查；40 ～ 49 岁的女性建议跟医生讨论，结合家族病史、个人风险，权衡利弊后再做检查决定。

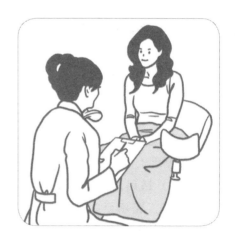

（2）筛查手段：X 线造影，常规的 X 线造影检查可以降低人死于乳腺癌的风险；磁共振，一般与 X 线造影一起使用，因为有些时候磁共振会出现一些假阳性，结合 X 线造影可以提高准确率。

2.宫颈癌

（1）适用人群：21～65岁的女性。

（2）筛查手段：宫颈涂片（Pap Smear）和 HPV 检测。这 2 项筛查可以有效地发现早期病变，及时干预，阻断癌症的发展。

3.肺癌

（1）适用人群：第一类，年龄 55～74 岁，且有每年吸烟 30 包及以上的吸烟史，目前仍在吸烟或戒烟不足 15 年。第二类，年龄在 50 岁以上，有每年吸烟 20 包及以上的吸烟史，并且有一个额外的风险因素。额外危险因素是指癌症史、肺部疾病史、肺癌家族病史、氡暴露和致癌因素职业暴露。

（2）筛查手段：低剂量螺旋 CT。

（3）肺癌的筛查有更为严格的控制，主要因为：筛查可能会有假阳性，有可能因错误诊断导致过度治疗；重复多次的低剂量 CT 有可能导致健康损害。

（4）最好的降低患肺癌风险的方法不是筛查，而是戒烟并且避免二手烟。美国肺癌死亡率的下降，跟 20 世纪 60 年代开始的控烟运动、公开场合全面禁烟、提高烟草税等努力密切相关。

4.结肠直肠癌

从癌前病变到结肠直肠癌，患者往往会经历十几年的时间。筛查主要是发现或排除这些癌前病变，进而阻断可能的癌症。结肠直肠癌的早期发现、早期治疗效果也很好。

（1）适用人群：常规的筛查从 50 岁开始，不分男女。筛查对预防结肠直肠癌至关重要。推荐所有 50～75 岁的人群接受筛查。76～85 岁的人群可以与医生协商，视情况筛查。

以下人群建议在 50 岁之前就开始筛查：自己或者直系亲属患过结肠直肠息肉或癌症；患有感染性肠道疾病，比如说溃疡性肠炎或者克罗氏肠炎；患有 APC（adenomatous polyposis coli，腺瘤性结肠息肉病）或者 HNPCC（hereditary nonpolyposis colorectal cancer，遗传性非息肉病性结直肠癌）。

（2）筛查手段：多种筛查方法，肠镜大约每 10 年做一次。

5. 其他癌症

对于卵巢癌、前列腺癌和皮肤癌，虽然有一些检查方法，但是，目前的检查手段并不能灵敏、特异地早期诊断，也不能有效地降低这些癌症导致的死亡率，所以不推荐做常规检查。

此外，癌症筛查需要注意以下 2 个方面：

（1）癌症筛查，因癌而异，因人而异。有些癌症，如乳腺癌、宫颈癌、肺癌、结肠直肠癌等，可以有效筛查，早期发现、早期治疗，而且效果不容置疑。但是，针对更多的癌症，目前还没有有效的筛查手段。

（2）癌症筛查要有明确的指南和管理，以避免过度检查和过度治疗。

（二十一）慢性病人如何应对气候骤变

变幻无常的天气常会使人感觉不舒适，易疲倦，稍不注意就容易患上各种疾病。在湿热天气里，人们容易情绪烦躁，关节炎、心血管病、皮肤病等慢性病更易复发。

面对阴雨、雷雨天气，慢性病人应该如何保护自己呢？

1. 关节炎、风湿病患者

许多关节炎、风湿病患者对气候的变化较敏感，特别是下雨天，

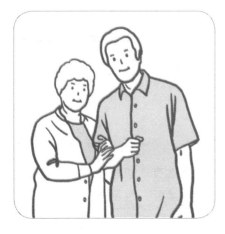

关节肿痛或肌肉骨骼疼痛会明显加重。

关节炎患者在潮湿的天气要及早做好保健，特别是在生活上注意防护，保持室内干燥，注意保暖；要做好膝关节和腰部的保暖；早晚气温低、湿度大，不适宜进行户外活动；白天室外气温高、湿度低，可多进行户外活动。

2. 心血管病患者

天气闷热、气压低、湿度大，人们常常会感到压抑烦躁，血压升高。在过分潮湿的天气，各种心血管疾病的发病率明显上升。

患有高血压、冠心病、心律失常等慢性病的患者尤其是老年人在潮湿的天气要格外注意，除坚持规律用药外，一旦现胸闷、心慌或患腹泻、感冒，要及时就医。

心功能不全的老年人，可在家中常备氧气，身体不适时及时吸氧，以缓解症状。

3. 皮肤病患者

当空气湿度超过 80% 时，人体出汗后不易被蒸发掉，极易引发皮肤湿疹、皮炎、真菌感染等。

在潮湿天气里，人特别要注意勤换内裤，以保持身体干爽清洁；久坐的人，应注意经常走动，以利于局部通风散温；出汗时要及时冲洗、擦干，切勿"捂"着皮肤；雨天和雨后要尽量避免双脚长时间地浸泡在水中。

尤其在南方地区，家中要除湿降温。例如，可以用除湿机，也可以开启空调，以便将空气湿度保持在 50% ~ 60%，这样可以有效地带走湿气；风扇也是加速空气流通的工具。

阴雨天气饮食应以清淡、易消化为主，尽量少吃生冷、油腻及辛辣刺激的食物，以免引起食欲不振。另外，还要注意休息，中午打个盹，晚上莫熬夜，有意识地放慢工作和生活的节奏，放松心情、劳逸结合，以防抵抗力下降。

（二十二）慢性病人需要管理好情绪

人一旦被诊断为慢性病，往往会出现身体、心理和社会功能的失调，出现夸大症状、消极应对、神经质反应等加重慢性病的情况，加速病情的恶化，常常还会出现焦虑、恐惧和抑郁的情绪反应。长期的焦虑与抑郁情绪可能比疾病本身更影响慢性病人的生活质量。

1. 慢性病人的焦虑

焦虑是慢性病人常见的心理反应。有些病人会被疾病带来的变化所击倒，有时轻微的疼痛就会引发病人，尤其对自己的病情不是十分了解的病人的恐惧和焦虑情绪。焦虑不仅会使其产生内在的痛苦和不安，还会影响其正常的社会功能和生活质量。

焦虑的病人对化疗和放疗的不良反应更加剧烈，慢性病的复发次数也会增加，过度焦虑的糖尿病人很难通过药物控制血糖水平，焦虑者更容易出现并发症，并影响治疗效果和预后。

2. 慢性病人的抑郁

抑郁也是慢性病人的常见反应。有 1/3 的住院病人有中度抑郁，1/4 有严重抑郁。严重的慢性病人抑郁的患病率更高。

抑郁不仅影响治疗依从性和治疗方法的选择，还是慢性病患者潜在的死亡原因。癌症病人自杀率为正常成人的 1.5 倍，艾滋病人的自杀也往往因为抑郁。

抑郁会随着病情的加重而加重，会加重患者躯体的不良状况（如疼痛、残疾等），增加患者死亡的风险，最终影响患者生命质量。

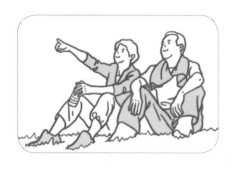

3. 慢性病人的健康管理

慢性病人的治疗是一个复杂而漫长的过程，患者会经历很多的痛苦折磨，因此其治疗过程应当结合心理治疗，采取综合性的治疗措施。

除了医院的治疗外，大部分慢性病人需要在医生的指导下开展自我健康管理，这是减轻痛苦、延长存活时间、控制并发症、提高生活质量的必要途径。

当一个人突然发现自己患上了一种难治的疾病时，第一个反应往往是无法接受这个现实，精神上受到打击，身体状况恶化。

得了慢性病的人通常伴随着体力下降、工作能力减退等问题。个体对自身疾病缺乏接受度是自我健康管理行为的一大障碍。

面对慢性疾病，患者正确的态度是：接受自身疾病，并开展积极的自我健康管理，包括正确服药、症状管理、寻求周围人的帮助以及调整自己的工作状态，得到领导的更多支持，调整工作时间和工作环境，改善应激源、紧张关系和工作表现，维护健康和幸福感。

良好的社会支持对慢性病人的健康和工作状态有积极影响。如抑郁症患者，如果有来自相关方面的支持与关心，症状会随时间的延续逐渐减轻；而如果没有得到所需要的支持，病情可能越来越重，或导致因病缺勤或者提前离职。

女性自身的健康问题与情绪反应关系密切，互为因果。一方面，慢性健康问题容易引发女性焦虑、抑郁、恐惧、愤怒等情绪反应；另一方面，不良情绪如果不能得到及时的缓解，反过来会加重慢性疾病。所以，存在慢性健康问题的女性首先要管理好自身情绪，保持良好的情绪状态，这对于缓解慢性疾病的发生发展有重要作用。

第六章　家庭健康

女性健康直接或间接地影响到家庭健康和子代的身心健康。母亲遗传和传授给孩子的不仅是体格和体魄，还有智力、性格脾气（人格气质）等；母亲还是孩子认识世界的第一个老师、第一个窗口，她直接影响着孩子身体和心智的成长。

同时，女性还是家庭健康的守护者，她们照护老人和孩子的健康、监督家庭成员的不良行为习惯等，实践证明，没有女性照护的家庭健康状况较差。因此，女性不仅决定着一个家庭的健康水平，还决定着一个家族的未来。

女性的不良行为习惯和情绪往往会影响整个家庭的健康、家庭关系和邻里（同事）关系。因此，女性健康是家庭健康的基础。

（一）夫妻之间为何常见"共患病"

长期生活在一起的夫妻容易同时患上某些病症。某些特定疾病患者的配偶罹患同样病症的概率比别的人要高，也就是说，当夫妻一方患有某种疾病时，另一方就更容易遭受同样疾患的折磨。

比如，夫妻一方出现哮喘、抑郁、消化性溃疡、肥胖、高血压或是胆固醇过高，那么另一方就很可能有同样的症状或疾病。比如，患有乳腺癌的女性不仅自身患抑郁症的概率增高，其配偶也容易患抑郁症。

这类共患疾病可能缘于共同的生活环境，比如夫妻居住在同样的环境条件下，有同样的饮食习惯和生活习惯、接触同样的变应原（致敏原），有同样的运动锻炼模式；也可能一方感染了某种细菌或病毒，另一方容易被传染，如夫妻双方往往共同感染幽门螺旋杆菌，致患消化性溃疡的概率增大；或者由于一方的疾病或个性特质导致双方的心理压力增大，从而引发抑郁等问题，比如个性特质为神经质的人容易引发配偶的心理问题和身体疾病，这些都是造成夫妻共患病的根源。

这意味着，这类疾病的预防和治疗要从夫妻双方同时着手，一方

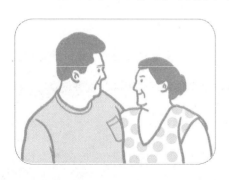

接受治疗的同时，其配偶也需要采取预防性措施：调整生活态度和生活方式，注意膳食的营养均衡，减少高脂、高糖、油炸食物的摄入；改善生活环境和卫生条件，控制吸烟、酗酒等不良行为。具体的预防性措施要依据他们共

同面临的危险因素而定。

夫妻一方得了某种疾病，另一方也需要做相应的检查，有时甚至需要同时治疗，更重要的是要查找原因，把这类疾病作为家庭重点健康问题加以预防，在家庭内部做好自我健康管理。

（二）爱恨情仇的生理基础

俗话说：没有无缘无故的爱，也没有无缘无故的恨。恋人相爱时甜蜜恩爱，分手时又互相攻击。其实，爱恨情仇是具有一定的生理基础的。

人体的信息素是影响性吸引力的主要原因，有人称之为"爱情灵药"或"爱情激素"。爱情激素包括多巴胺、去甲肾上腺素、内啡呔、苯基乙胺等。

苯基乙胺使人坠入爱河，多巴胺传递亢奋和欢愉的信息，去甲肾上腺素让恋爱的人产生怦然心动的感觉，内啡肽能够使恋人双方持久快乐。

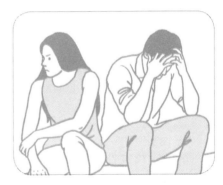

男女双方的性吸引力和人体内产生的化学物质有关，触摸和拥抱可以提高激素分泌水平，促进人产生爱的感觉。一旦过了热恋期，这些化学物质便会逐渐消退，使人感到爱的失落或失去兴奋感觉。随后男女双方互相依赖，进入依附期，发展为成熟的两性关系。这时催产素或加压素会使双方感到平静满足，感情稳定。

当双方的爱变成了仇恨，爱情激素水平急剧下降，随之而来的是肾上腺素水平的升高，愤怒时应激激素（皮质醇）水平升高对神经受体行为产生重要影响，人变得容易激怒、冲动、情绪失控、甚

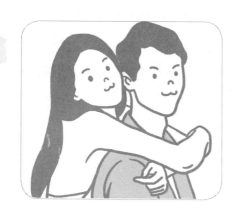

至行为异常。

现在我们可以理解了：为什么相爱就要整天黏在一起，当爱变成仇恨时，就恨不得伤害对方。因为，爱恨情仇具有一定的生理基础。

爱情激素给人激情、让人美丽，仇恨激素让人愤怒、也让人丑陋。当然，遇到爱与恨时不能任由激素说了算，应当客观、理性地对待，理智地处理。

相爱时需要激情，分离时则需要修养和理智。但愿少一点"爱不成便反目成仇"的案例，多一点宽容、理解、友好和理性的爱与恨，在爱情、友情和亲情中享受幸福和快乐，不要让仇恨、愤怒和哀怨伤害彼此的尊严。

（三）是"生二孩"还是"升职加薪"

很多职场女性处于生育年龄，尤其对于 30 岁左右的女性来说，这一年龄段处于一生中的生育黄金期，又面临事业发展的新机遇。"二孩"政策放开后，许多职场女性面临这样的选择，是生二孩还是升职，有时选择往往身不由己。生二孩会影响到投入事业的时间和精力，想必大多数女性的内心会激烈斗争，孩子还是事业？怎么选？

如果女性清晰地知道自己想要什么样的生活，明确什么对自己更重要，同时清楚自己有什么样的条件支持，可能不会焦虑。但是对于普通的职场女性来说，可能面临数不清的难题，如经济压力、工作压力、婆媳关系、婚姻关系、子女教育等。如今人口老龄化严重，家庭结构发生了变化，年轻人结婚后一般选择独自居住，养孩子和家务劳动等责任的安排，也面临着难题。

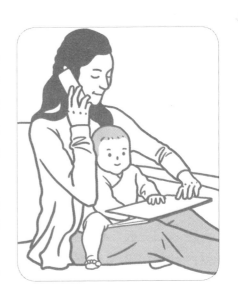

其实，生儿育女可能为职场女性提供更为宽广的发展平台和更多的动力。孩子可以使女性享受到更多的安全感、更多的包容和关爱，是女性在职场上强劲的支持和力量源泉。

想要生二孩的职业女性在生二孩之前要综合评估自己的年龄、生育风险、事业所处的时期，一旦决定生二孩，要学会放弃一些东西，调整自己的工作任务，适当减少工作压力，把短期的生活重心放在孩子身上，不必苛求两全

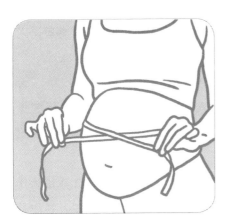

其美。生养孩子只是一个过程，调整好自己的状态，暂时放下一些事业上的追求，等待下一阶段，工作可以重新再来。

当一个家庭决定生二孩，男性应当主动分担一些养育孩子和家务劳动的责任。实践证明，男性分担家务劳动的家庭更和谐稳定。

（四）孕妇越胖，孩子的健康风险也越大

我们通常把孕育宝宝的母体比作土壤，大多数人认为"土壤越肥沃，庄稼生长得越好"。因此，孕期女性常常使劲地吃、使劲地补，

以为吃进去的营养都会被胎儿吸收，吃得越多越好。结果呢？母体越来越胖，而胎儿却不是越长越好。

BMI 越高的孕妇生下来的子女患先天性畸形的风险越高。

与正常体重孕妇的子女相比，超重孕妇（BMI 为 $25\sim30kg/m^2$）的子女患先天畸形的风险增加 0.5%。而肥胖孕妇的子女患先天性畸形的风险更高，BMI 为 $30\sim35kg/m^2$、$35\sim40kg/m^2$ 和大于 $40kg/m^2$ 的孕妇生下来的孩子患先天畸形的风险分别增加 15%、26% 和 44%。

子女患先天性心脏病、神经系统畸形和肢体缺损的风险随着孕妇 BMI 的增加而增加。此外，肥胖孕妇所生的子女患生殖器和消化系统的畸形风险也会增加。

因此，孕妇过度肥胖会影响子代的健康。母体 BMI 越大，子代健康风险也就越高。

过度肥胖是一种病，它意味着机体饮食和代谢失衡，可能是摄入的脂肪、糖类过剩，而某种维生素和微量元素缺乏。

维生素和微量元素在新陈代谢中扮演着极其重要的作用。母体发胖可能与缺乏维生素 A、维生素 C、B 族维生素，以及微量元素钙、铁、锌等相关，这不仅会影响母体代谢，还可能影响胎儿的生长发育。

孕期适当增加营养素的摄入是有必要的，以满足母体自身和胎儿生长发育的需要，但过多摄取，不仅无益，反而有害。很多人关注孕产妇肥胖对女性形象的影响，往往产前使劲补，产后使劲减肥，却不知道产前发胖对自身健康和胎儿健康的影响。

肥胖有损身体健康。对于孕妇来说，过度发胖会增加妊娠合并症的发生概率，增加新生儿出生缺陷的概率。因此，当孕妇 BMI 超标时，要及时评估一下饮食结构、饮食数量是否合适，有必要尽早做出调整，并适当增加运动。

（五）不要吝惜对孩子的期望和赞美

善于鼓励学生和孩子，是教育宝贵的精髓。我们每个人都会担心自己被埋没于人群中，担心得不到应有的重视和鼓励，担心人生会一步步平庸下去。

当我们得到了大家的充分关注，被寄予厚望，经常受到表扬与鼓励的时候，生命就会焕发光彩，充满激情，仿佛被充了电，有使不完的劲儿，做出出乎意料的壮举。这就是神奇的期待效应，心理学上称之为"罗森塔尔效应"。

罗森塔尔是 20 世纪美国著名的心理学家，他曾经做过研究而得出结论：教师对学生的期望与学生的成绩密切相关，期望可以影响成绩的变化。

罗森塔尔效应告诉我们：当老师把学生当作聪明的学生来对待，用对待聪明学生的方法来教育他们时，学生就会成为他所期望的人才。

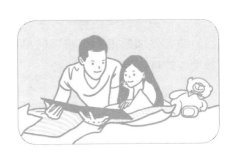

这个效应同样适用于家长，当家长觉得自己的孩子是聪明的孩子时，就要由衷地鼓励与赞赏他，放心地让孩子自由地发展；而不要一边表扬孩子，一边却不放心孩子，过多地要求他顺从自己的意志，做不喜欢做的事情。信任与赞赏是孩子心理成长的养分。

孩子犹如幼苗，健康成长需要阳光、土壤和水分，家长需要做的事是把树苗扶直了，适当的时候培土、施肥，然后期待孩子茁壮成长！

（六）培养孩子要顺其天性

有的父母一生都在为子女打拼，为子女忙碌，为子女挣钱，并因此失去了自我价值，沦为"孩奴"。

父母把孩子当成"小祖宗"，生活重心过于偏向孩子，一切都为孩子打点好，会让孩子失去独立自主的机会，由此孩子的任何表现和情绪变化都会让父母战战兢兢、患得患失。但是为儿女"当牛做马"的家长教出来的孩子，不是乖戾跋扈的暴君，便是小绵羊式的懦夫。虽然父母心甘情愿地当"孩奴"，但是孩子却不理解父母的辛苦与付出。

保护孩子无可厚非，但不能代替孩子做所有事情，这种行为剥夺了孩子受教育和接受锻炼的机会，对孩子也不公平。"孩奴"还体现在只买"贵"的，不买"对"的。虽然无法承受，父母依然保持着高昂的消费热情，并尽自己的能力去花时间挣更多的钱，这样自己与孩子在一起的时间越来越少。富养孩子，渐渐演变成为单纯物质上的富足。精神领域的富养，也被简单地理解为参加音乐会就能陶冶情操，参加兴趣班就可以锻炼性情。

非理性的消费必定带来非理性的期待，如同赌博，结果可想而知。

作为家长，也许担心自己的孩子输在起跑线上。但实际上飞得早未必飞得高，用有限的时间精力和财力给孩子提供力所能及的帮助，既释放孩子的天性，也让自己活得从容些。教育孩子应该因材施教，父母不必当牛做马。

科学的教育方法是对孩子适当关注，既陪伴孩子成长，又给孩子足够的发展空间。家长们不妨学习一下《种树郭橐驼传》，培养孩子与种树一样，关键在于"顺木之天，以致其性"。揠苗助长的家长，辛苦了自己，委屈了孩子，结果往往适得其反。

（七）影响孩子身高的因素

俗话说：龙生龙、凤生凤，老鼠儿子打地洞。这句话说的是遗传的重要性。大家都知道，个子高低主要取决于遗传因素。俗话又说：一母生九子，九子各不同。这句话说的是变异的普遍性。身高除了受遗传因素的影响外，还受变异、饮食和环境等因素的影响。

随着生活水平的提高，中国人的个子越长越高了。预测孩子的身高可以用以下公式来计算，但这只是遗传因素决定的身高。

男孩成年终身高＝（父亲身高＋母亲身高＋13cm）/2

女孩成年终身高＝（父亲身高＋母亲身高－13cm）/2

实际上，个高个矮没那么简单。有的父母个子都很高，其中某个孩子长得很矮；有的父母都很矮，某个孩子却长得很高。考虑到母体环境、疾病影响、营养条件等因素的影响，预测身高的公式可做出如下调整。

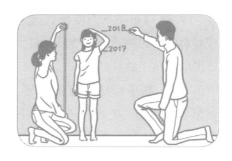

男孩成年身高＝（父亲身高＋母亲身高＋13cm）/2±7.5cm

女孩成年身高＝（父亲身高＋母亲身高－13cm）/2±7.5cm

按照以上公式计算，姐妹、兄弟之间身高可相差15cm。

1. 影响孩子身高的因素

（1）营养。身高是反应骨骼，特别是长骨生长的重要标志。当孩子的营养不能满足骨骼生长需要时，身高增长的速度就会减慢。与骨骼生长关系密切的营养素有维生素D、钙和磷，碘和锌不足也会造成孩子个子矮小。

（2）睡眠。脑垂体分泌的生长激素，是刺激孩子生长的重要激素。人体生长激素的分泌 1 天 24 小时内是不平衡的，其分泌量睡眠时高于觉醒时。睡眠不足会影响宝宝长个，一般新生儿每昼夜睡眠要求 20 小时，2～6 个月为 15～18 小时；6～18 个月为 13～15 小时；1.5～3 岁为 12～13 小时；3～7 岁为 11～12 小时。宝宝每天所需睡眠时间，个体差异较大。

值得注意的是，深睡眠状态有利于生长激素的分泌。所以，孩子最好晚上 9 点上床，10 点进入深睡眠。

（3）运动。运动能促进血液循环，改善骨骼的营养，使骨骼生长加速，骨质致密，促进身高的增长。3～4 个月的孩子，每天应俯卧数次，以促进全身活动，并应随着月龄的增长，及时培养翻身、爬、站、走等基本能力。宝宝不要总是被抱着或坐着，这样不便于活动全身，久坐还会影响下肢的发育。

（4）母亲孕期的健康状况。母亲在孕期患有慢性疾病、服用药物、接触有毒有害物质、工作压力过大、情绪反复无常、抑郁焦虑等，都可能影响到孩子的身高。

（5）孩子自身的健康状况。某些疾病会影响孩子的身高，如反复感冒、哮喘、厌食、抑郁等。孩子的身高始终低于同年龄孩子平均身高的 10% 以上，则称为生长迟缓；低于 30% 以上，则属异常，应及时诊治。

（6）生活环境、社会文化、气候条件。环境因素对人体的身高有重要影响。一般情况下，现代人比古代人高，经济条件好的地区的人高于经济落后的地区，家庭条件好的人比家庭条件差的要高，生活环境、社会文化水平高的地区人长得较高。

2. 如何让孩子有一个理想的身高

（1）要让孩子吃好。吃好不是天天大鱼大肉，使劲往孩子嘴里塞东西，生怕孩子吃少了，这样只会把孩子养成"胖墩儿"，对孩子的健康不利。孩子要从小养成良好的饮食习惯，荤素搭配，合理营养，补足孩子生长发育需要的维生素和微量元素。

（2）要让孩子睡好。保证必要的睡眠时间与良好的睡眠质量对于孩子的生长发育十分重要。

（3）要让孩子心情好。童年应该是快乐的，不要让孩子过早地承受过多的压力和不安全感。长期压抑孩子的天性，不仅影响孩子的身心健康和智力发育，也会影响孩子的身高。

（4）保护孕期健康。女性在孕期要避免接触有毒有害物质，尽可能少吃药，减轻工作压力，保持乐观积极的生活态度，减少生育风险，确保生育健康的孩子。

（5）适量运动。一般来讲，效果明显的锻炼项目是跳跃、跑步、摸高、自由体操、打篮球、打排球、游泳、跳绳和引体向上等运动。跑步、跳跃、跳绳、摸高，主要能起到牵拉肌肉和韧带、刺激骺软骨增生的作用；引体向上则可以拉伸脊柱，使脊柱尽力伸展，促进脊柱骨的增生；游泳时，用力伸展脊柱、蹬夹腿的动作以及水的浮力，有利于脊柱骨和四肢骨的增长。

但是，孩子切勿过度运动，以免影响睡眠，扰乱内分泌。

总之，孩子要想有一个理想的身高，首先，准妈妈们要注意孕期健康，其次，家庭要把握好养育和照护孩子的科学方法和良好心态。

（八）保护儿童和孕妇免受家装污染

2017 年，WHO 公布的研究报告显示：21 世纪以来，儿童患癌率增加了 13%，常见的是白血病、淋巴瘤和实体瘤，其中 14 岁以下儿童罹患白血病的比例最高。

家庭装修污染是导致儿童白血病的一大元凶。家庭装修可以带来空气污染、环境污染、噪声污染、水污染等，是诱发众多疾病的重要风险因素。

儿童、孕妇、老人、过敏性哮喘患者是家庭装修的敏感人群。

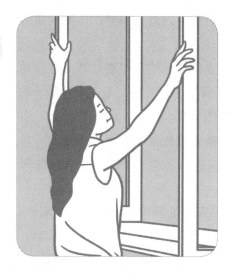

由于儿童、孕妇、老人和患病人群待在室内的时间较多，容易受到室内空气污染而损害健康；更主要的是他们自身抵抗力较差，容易产生各种急慢性健康风险。

装饰装修材料可以释放多种有害物质，其中苯系物、甲醛和放射性污染等是导致儿童白血病的危险因素。这些危险因素还可增加儿童哮喘病的发病率，影响儿童身高和智力的健康发育。

传统装饰装修用的涂料和黏合剂造成的苯污染容易造成胎儿发育畸形和流产，装饰装修材料产生的放射性污染可造成女性不孕和胎儿畸形，同时可诱发老年人的哮喘、过敏症、慢性疾病，甚至危及其生命。

新装修的房子可能潜在的有害因素有以下几类。

（1）甲醛：主要产生于家具、地板、涂料、地砖等使用黏合剂的家装材料。

甲醛已经被 WHO 确定为致癌和致畸物质，是公认的变应原，也是潜在的强致突变物之一。低剂量甲醛可引起慢性呼吸道疾病、月经紊乱、妊娠综合征，引起新生儿体质减弱、染色体异常，甚至引起鼻咽癌；高浓度甲醛对神经系统、免疫系统、肝脏等都有毒害；甲醛还有致畸、致癌的作用。

（2）苯：主要产生于涂料、黏合剂和防水材料中。吸入4000ppm 以上的苯短时间除了有黏膜及肺刺激外，对中枢神经系统也有抑制作用，如使人头痛、恶心、步态不稳、昏迷、抽搐及心律不齐；吸入14 000ppm 以上的苯人会立即死亡。由于苯在体内无法分解，常年接触可在体内蓄积，引起慢性中毒，主要表现为造血系统异常，并有诱发再生障碍性贫血的可能。

（3）甲苯：主要来源于一些溶剂、洗涤剂、墙纸、涂料等。甲苯是一种可以造成急性和慢性中毒的有毒物质，对皮肤有刺激作用，能诱发染色体畸变。

（4）二甲苯：主要来源于溶剂、聚酯纤维、胶带、黏合剂、墙纸、涂料、压板制成品和地毯等。吸入高浓度的二甲苯可致食欲减退、恶心、呕吐和腹痛，引起肝肾可逆性损伤。同时，二甲苯也是一种麻醉剂，可导致神经系统功能紊乱。

（5）氡：建筑材料是室内氡的主要来源，如花岗岩、砖、砂、水泥及石膏之类，特别是含有放射性元素的天然石材。氡进入人体的呼吸系统会造成辐射损伤、诱发肺癌，还可对人体内的造血器官、神经系统、生殖系统和消化系统造成损伤。

降低家庭装修危害的关键在于：以人的健康和舒适为根本，选择无毒、无害的环保材料。

此外需要注意的是，装饰装修材料无毒无害是相对的，无论选用什么样的环保材料，装修后都要通风一段时间后才能入住，这样才能减少其带来的不良健康影响。

（九）女性生殖系统肿瘤患者能否拥有自己的孩子

对于患肿瘤的女性而言，即使及时实施了有效的治疗方案，其生殖系统（如卵巢、输卵管、子宫和子宫颈等）也会受到不同程度的伤害。她们担忧的是自己能否怀孕和生孩子，以及孩子能否健康成长。一般来说，如果女性患卵巢肿瘤，一侧卵巢被切除，保留的另一侧卵巢具有良好功能的话，不影响生育能力和性征。如果另一侧卵巢也做了切除，但不是全巢切除，而只是楔形切除，由于卵巢有极大的再生能力和代偿能力，这些残缺的卵巢仍然能排出卵细胞，仍然有生育的可能，只是生育的概率会降低。

如果育龄女性患子宫颈肿瘤，想保留生育能力，可考虑采取根除性子宫颈切除术并骨盆腔淋巴结摘除术以便保留子宫体，保留生育能力。

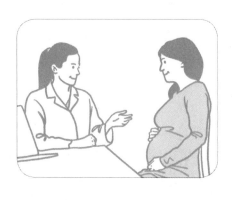

然而由于根除性子宫颈切除术后，子宫颈闭锁不全的概率较高，女性怀孕后容易早产。因此，可以在女性怀孕中期施行子宫颈环扎术防止早产，或是施行子宫颈环扎术预防子宫颈闭锁不全。这项手术需要肿瘤科、病理科、妇产科、小儿科等各科医生的合作才能完成。

如果女性患肿瘤期间接受化学治疗后仍有生育功能，则可以安心怀孕。因为，接受化学治疗的母亲生出的婴儿与未接受化学治疗的母亲生出的婴儿并没有差异，但最好在治疗结束一段时间后再怀孕。

一般情况下，女性采用上节育环和使用避孕套进行避孕是比较安全的。在患肿瘤期间，女性正确使用口服短效避孕药不仅能高效避孕，而且停用后还可恢复生育，同时对子宫内膜癌、卵巢上皮癌、卵巢囊肿、乳腺良性病变等都有保护作用。但有高血压、糖尿病、家族中有乳腺癌病史的女性，要在医生的指导下谨慎用药和生育。

（十）女性精神疾病患者是否可以结婚和生育

到了适婚年龄，很多女性都希望自己找一个心爱的男人，生一个健康的孩子。但是，女性精神疾病患者却对这件事情只能抱有幻想，因为精神疾病具有一定的遗传性，家人与朋友都会担心生育一个不健康的孩子，那么女性精神疾病患者能结婚和生育吗？

答案是肯定的。女性患有精神疾病不仅可以结婚，而且可以怀孕和生育。

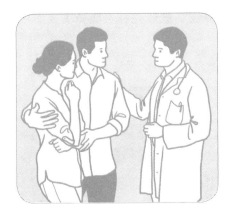

我们知道，精神疾病有遗传倾向，精神疾病患者的子女的精神疾病患病率比健康人子女患病的比例高十几倍甚至几十倍，但是由于全人群精神疾病的患病率大约为 5% 左右，所以患者的子女也有可能不发病，而健康人的子女也有患精神疾病的风险，所以精神疾病患者还是可以生育的。

但是，大多数抗精神疾病的药物对胎儿的发育都是有影响的，如果停药可能引起疾病复发，不利于孕妇和胎儿的健康。所以如果想要生孩子，女性精神疾病患者必须在医生的指导下，全面评估个体状况，看看目前有没有精神疾病症状，服药的剂量是治疗量还是维持量，停药后病情加重的可能性有多大，等等。假如需要停药，一定要在医生的专业指导下停药，不能自行突然停药，而且必须停药一段时间后才能怀孕，以代谢掉体内的药物。一般情况下，病情已经缓解 2 年，停药半年，如果没有复发，可以考虑生育，在停药的半年时间内体内蓄积的药物可以代谢干净。另外，在备孕期间，如果发现患者病情有波动，应恢复药物治疗，控制好别让精神疾病复发。

精神疾病患者应及早接受治疗，治愈疾病，以确保结婚生育和生活美满幸福。

（十一）"空鼻病"是怎样一种病

对于"空鼻病"，很多人不了解。此类病人多因为先前过敏性鼻炎、肥厚性鼻炎或鼻窦炎而接受手术，但在手术时下鼻甲被过度切除而导致严重后果。

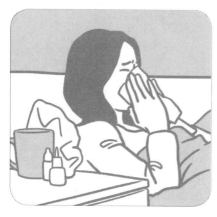

鼻腔有过滤、加温及湿润的作用，能把空气中的灰尘、杂物过滤掉，把室外的冷空气加温，并且使空气湿润，可以对呼吸道起到很好的保护作用。由于鼻腔过度通畅，导致出现咽喉干燥或有异物、鼻塞、头晕、睡眠品质差、胸闷和心情沮丧等"空鼻症候群"，就是空鼻综合征（empty nose syndrome，ENS），俗称"空鼻病"。

得了空鼻综合征以后，患者鼻腔会变得十分干燥，每一次的呼吸都会很痛苦。伴随着这种痛苦，患者常常出现失眠、烦躁、抑郁，最后可能因为无法忍受而采取自杀或杀人等极端行为。

1. 不良习惯和不当治疗引发鼻炎

不良习惯和不当治疗均有可能引发鼻炎，具体如下：

（1）不良习惯。经常挖鼻孔、拔鼻毛，破坏鼻腔皮肤和毛囊，容易引起感染，形成鼻炎。

（2）环境变化或异物刺激。当气温骤变、温差较大时，或处于干燥、有机粉尘、变应原的环境中，鼻黏膜受刺激后易引起急性或慢性鼻炎。

（3）抵抗力降低。疲劳过度、营养不良，感冒发烧，抵抗力下降，易形成鼻炎。

（4）用药不当或过量。鼻子不通气，很多人采用药物滴鼻，时间长了容易形成药物性鼻炎。

（5）其他疾病诱发，如鼻息肉、鼻甲肥大、鼻中隔偏曲、鼻腔异物等。

2. 鼻炎和鼻息肉互为因果

长期鼻炎可导致鼻息肉的形成，鼻息肉患者容易感染，又会加重鼻炎。

（1）变态反应。在各种变应原的作用下，鼻部反复发生变态反应，使鼻黏膜小血管的通透性增加，增加血浆的渗出，从而导致鼻黏膜出现水肿。鼻黏膜长期水肿出现下垂时，就会形成息肉。

（2）慢性感染。慢性鼻炎、鼻窦炎的脓性分泌物的长期刺激，致使鼻黏膜内发生血栓性静脉炎，以及淋巴回流障碍，致使鼻黏膜发生水肿而逐渐形成息肉。

（3）其他原因。如阿司匹林不耐受的患者易致鼻息肉和支气管哮喘发生。切除术、微波、激光、低温等离子等下鼻甲破坏性手术一直被认为是治疗鼻炎方便有效的手段。但是，手术带来的副作用可能导致空鼻综合征。

3. 空鼻综合征的预防

目前空鼻综合征在治疗方面还是一个难题，主要靠预防。

近年来，空鼻综合征逐渐被更多的医生和患者所认识，耳鼻咽喉科医生会以更加谨慎的态度来行鼻甲切除术，鼻炎患者也应该谨慎地对待手术治疗。

如果万一得了空鼻综合征，可以用生理盐水清洗鼻子、温湿毛巾敷鼻、用棉花塞鼻腔，或戴口罩等方式来缓解痛苦，同时需要心理辅导或安慰剂治疗。

强化鼻炎和鼻息肉的预防和早期治疗十分必要。所以，家长要让孩子从小养成良好的习惯，不要经常挖鼻孔、拔鼻毛；预防感冒等感染性疾病，感冒流涕时可用热毛巾敷面部；远离致敏物，雾霾或杨花飘浮的天气最好戴上口罩；多运动，加强营养，提高机体抵抗力。

（十二）良好的习惯造就更好的自己

现代女性在社会经济生活中扮演着越来越重要的角色。要想成为更好的自己就要克服自身的不足或惰性，养成良好的习惯，更有效率地安排好工作和生活，并长期坚持。

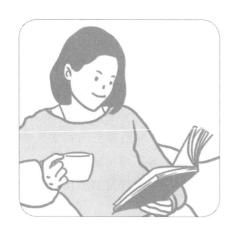

1. 培养积极思维的习惯

热爱生活，积极工作，努力培养正向思维，给自己、给他人带来正能量；遇到突发事件要保持冷静、理智，不急不躁，积极寻找解决问题的办法，而不要急于抱怨或责怪别人。

2. 培养爱读书的习惯

读书不仅可以提升自我，获得职业和个人生活上更好的结果，而且可以减压，使女性笑看日落，静待花谢，享受岁月静美。

3. 培养良好的工作习惯

明确每天的工作重点，轻重缓急做到心里有数，把工作安排得有条不紊，并有效率地开展工作。

养成记工作日志的习惯，把每月（或每周）的待办事项写下来，一项一项去解决，持之以恒，工作业绩会得到逐步的积累和提升。

4. 坚持休息的习惯

疲劳、倦怠是影响工作效率和职业状态的重要因素。人和机器一样，都需要定期或不定期的休息和维修，如果不及时维护，不仅会影响工作效率，还可能牺牲自己的健康，甚至导致过劳死。

因此，疲惫的时候一定要注意休息，短暂的休息可以起到养精蓄锐的作用。只有人体恢复到良好状态，才能有更好的明天。

5. 养成珍惜时间的习惯

人的时间和精力有限，日常事务不胜其烦，社交媒体、游戏软件无处不在，排除各种干扰，把有限的时间用在做有意义的事情上，才能使自己不断进步，取得更好的成就。

6. 坚持运动锻炼

女性坚持运动不仅可以恢复精神、休整身体、愉悦心情，还可以提高自信心，保持工作效率，让自己保持良好的状态。

另外，女性要培养多方面的兴趣，做一个有趣的人。工作不是人生的全部，女性要积极投身于自己感兴趣的事情，增加生活乐趣，激发自己的热情；还要积极参加各种社会活动，承担多重社会角色，在角色扮演和转化的过程中提升自己。

（十三）你若盛开，清风自来

有一种情形对很多女性来说不陌生：夫妻俩同甘共苦、艰苦创业，一起度过了艰难的时期，到了中年，有车有房有产业，孩子也成年了。

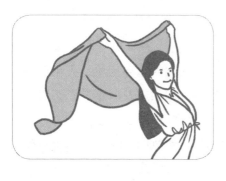

本该从此无忧无虑了，可是一转身发现夫妻关系不和睦，自己已经是"黄脸婆"，于是女人变成了"怨妇""弃妇"，每天以泪洗面，"自己为家庭、为丈夫、为孩子付出了那么多，最后却落到'悲惨'的下场"。

这种事情可能发生在你身上，也可能发生在你周围的人身上，家庭关系的巨大变化会给女性带来极大的伤害，但是到了那个时候，任何抱怨都没有用。

应对夫妻关系的突发性变故，要从多方面着手：

1. 要正确面对自身变化，并注意防范与改善家庭关系恶变

女性随着年龄增长，工作压力和生活琐事增多，会出现不同程度的性欲减退，出现性反应冷淡、性交困难，有些女性过早停止了性生活。长此以往，家庭关系可能会变化或破裂，如出现婚外情或者离婚现象。

2. 认真经营自己的事业

事业是女性的主要经济来源，经济上的自立与自由是女性自信和自立的基础。女性在每一阶段都要用心做好自己的工作。有事可做，可以避免无谓的烦恼。

3. 有几位同性和异性的好朋友

女性需要有几位同性和异性的好朋友，他们可以从不同角度给予你支持，可以让你乐观地应对顺境或逆境；可以分散你的注意力，使你不把所有的注意力集中于配偶身上。往往越在乎的东西越容易失

去，配偶也是如此，过分在乎会给对方压力，让他想逃离你。

4. 丰富自己的生活和内心，做独立自强的女性

人到中年，夫妻关系发生变化是自然的，往好的方向变化是幸运，没有往好的方向变化也未必是坏事。

女性不要以做"小女人"为荣，不要整天为无谓的烦恼而焦虑不安，要学会掌控生活的主动权。

无论在什么情况下，保持独立人格是非常重要的。女性不要过分依赖他人，要不断地学习和完善自己，做独立自强的人。

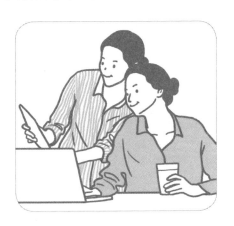

另外，女性还要坚持体育锻炼，保持好的身材、好的身体；找到适合自己的娱乐方式，让自己的生活充满乐趣。

"你若盛开，清风自来。"保持个人魅力，走出自我，帮助他人，男人女人都会喜欢你，全世界会拥抱你。